呼吸器ベストドクターが語る

息切れで悩むCOPD

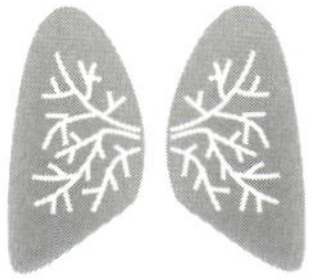

酸素療法と
呼吸リハビリ
のすべて

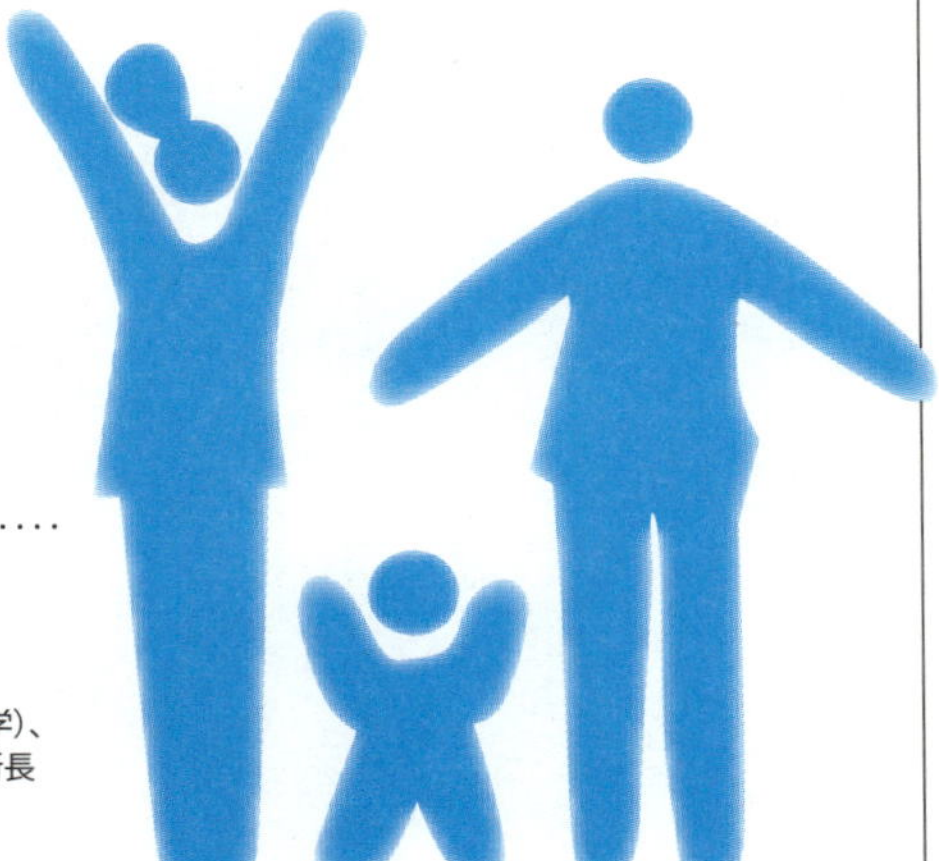

木田厚瑞 著
日本医科大学特任教授（呼吸器病学）、
日本医科大学呼吸ケアクリニック所長

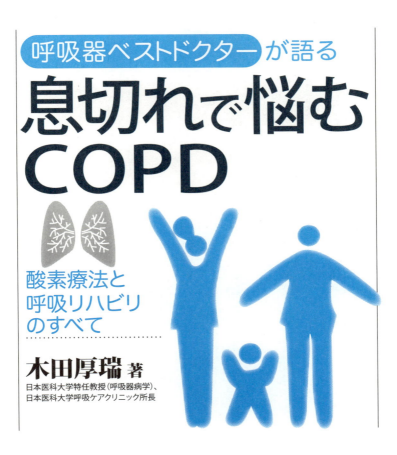

法研

プロローグ

呼吸器専門医としての私の生活は今年、２０１７年で47年目になります。最初の10年余りは、病気が肺でどのように起こるかを研究する生活でした。その後は毎日が診療中心の生活ですが、その中身は、患者さんを診る、新しい医学情報を知る、若い医療従事者たちと話す、がミックスされた生活です。患者さんを診るという仕事は、何百人、何千人を診ても慣れることはありません。毎日、同じように診察していても緊張感を覚えます。たとえ20年近い付き合いの患者さんでも病気を診る立場での緊張感はやはり変わることがありません。「おかげで良くなりました」という患者さんの言葉はいつでも医者名利に尽きます。

いつも難しいと思うのは、医師として向かい合う患者さんに自分の考えを短時間でいかにわかりやすく伝えるかという点です。そして、医療者である自分と患者さんが病気という一点で「必要な情報」を共有することこそが、診ることの本質であると考えるようになりました。

そのために私は意識してメディアを通し、できるだけ多くの人に必要な情報を伝えたいと思って行動してきました。いちばん鍛えられたのは、視聴者からの相談を電話で受けるＮＨＫラジオの番組でした。大正時代に始まったという長寿番組で、残念ながら今では中止になってしまいましたが、40分余りの生放送の中で、呼吸器の病気について患者さんと5分くらい話し合い、「わかりました」という答えを引き出します。高齢の患者さんが、短い時間に必死に電話をかけてきました。全国、どこで誰が聞いているかわからない緊張した状態で「聴く」、「説明する」、をできるだけ本筋からはずさないで時間内におさめる。十数年にわたったこの経験こそが、説明することの難しさ、大切さ、面白さを私にわからせてくれたと思っています。

私がこれまで取り組んできたＣＯＰＤ（慢性閉塞性肺疾患）という病気は、とりわけ説明が難しい病気の一つです。昔とは格段に治療法が進歩していますが、今に至っても完治させることができる病気ではありません。とはいえ、必ずしも悲観的な状況ではなく、重い状態であっても普通の生活を送っている人もたくさんいます。そのために必要なのは、自分の病気に必要な「情報」を正確に入手することです。

ここでいう「情報」とはインターネットで得られるような「知識」とは区別されます。「知識」は豊富でも自分の病気に役立つ「情報」となるかどうかはわかりません。同じように「説明」と「説得」は違います。説得の目的は、患者さんが間違って理解していることを正し、治療の効果をできるだけ高めることにあります。医療者の立場で治療を行うこと、このことは、それぞれの患者さんに必要な「情報」を伝え、「説得」し伴走者となることだ、という結論に達し、上梓したのがこの本です。ここで述べたＣＯＰＤの治療に関する情報は、学術的な研究論文を参考にした、私の個人的な経験と感想にもとづくアドバイスとお考えいただいた方が良いでしょう。

本書では、ＣＯＰＤという病気を中心に、経過の長い治療に必要な「情報」について解説し、患者さんやその近くにいる方たちを説得し、勇気づけたいと思います。

目次

4章　在宅酸素療法（HOT）は どのように進歩したか

5章　包括的呼吸リハビリテーションを 取り入れて活動性を保とう！

6章 賢い患者となるために

【スタッフ】
カバーデザイン　林　健造
本文デザイン&イラスト　やまださちこ
本文レイアウト　小島文代
編集協力　有限会社じてん社

1章
COPDという病気

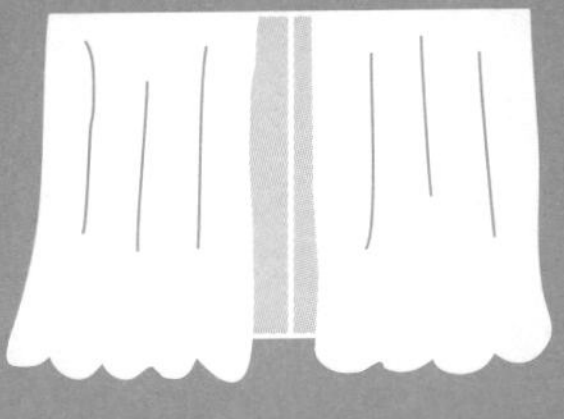

COPDは一つの病気ではない？

ＣＯＰＤ（chronic obstructive pulmonary disease）は複雑な歴史をもつ病気の一つです。肺気腫、あるいは慢性気管支炎と呼ばれてきた病気をひとくくりにしてＣＯＰＤと呼ぶようになったのは１９６１年ですが、国際的に正式に認知されたのは２００１年のことです。日本語では「慢性閉塞性肺疾患」と呼ばれますが、漢字が8文字も並ぶ病名はあまりほかにはなく、とにかく簡単な説明が難しい病気です。私が大学を卒業する時には、慢性閉塞性肺疾患には慢性の喘息も含まれるという考え方だったこともあり、その頃教育を受けた医師には、今でも慢性喘息とＣＯＰＤは区別しないと思っている人が多いようです。厄介なことに、最近の研究では一部の人は重なって発症していることが判明しました。医師の間でもわかりにくい病気です。

現在、ＣＯＰＤという病気は、いくつかの異なる病気から構成されていると考えられています。**図1-1**はそれを示します。

肺の組織が解剖学的に大きく壊れている「肺気腫」と、咳、痰を特徴とする「慢性気管支炎」の一方、あるいは両方を含み、かつ気道と呼ばれる気管支の中を空気が流れにくくなった状態（閉塞性障害あるいは気流障害と呼ぶ）がＣＯＰＤの定義で、スパイロメーターによる測定値で定められています。スパイロメーターとは、肺機能検査が簡単にできる機器のことです（33頁）。すなわちＣＯＰＤの診断にあたっては、息切れなどの症状から診断するのではなく、スパイロメーターの測定値が異常であるかどうかが問題になります。これは高血圧の診断を数値で決めているのと同じことです。慢性気管支炎、肺気腫、喘息はそれぞれが重なっている場合があります。注意して頂きたいのは、このようなプロセスを経て診断したCOPDの中に、さらに喘息が含まれていることです。**図1-1**の6~8がこれに相当します。咳や痰が多くて困っている人、坂道や階段を上るのが苦しくて日常生活に不自由を感じている人、長い間、喘息の治療を受けていて治療効果があまり上がっていなくていつも息苦しい人が、COPDに相当することになります。COPDと喘息の関係は2章で詳しく説明します。

米国胸部学会（ATS）が出しているCOPD患者さん向けのガイドブック『COPD Today』では次のように説明しています。

「COPDは一つの病気を指すのではありません。気道が狭くなり息切れが強くなった状態のことで総括的な言葉です。この病気の患者さんでは、息を吐く

図1-1 米国胸部学会による慢性気管支炎、肺気腫、気管支喘息の関係

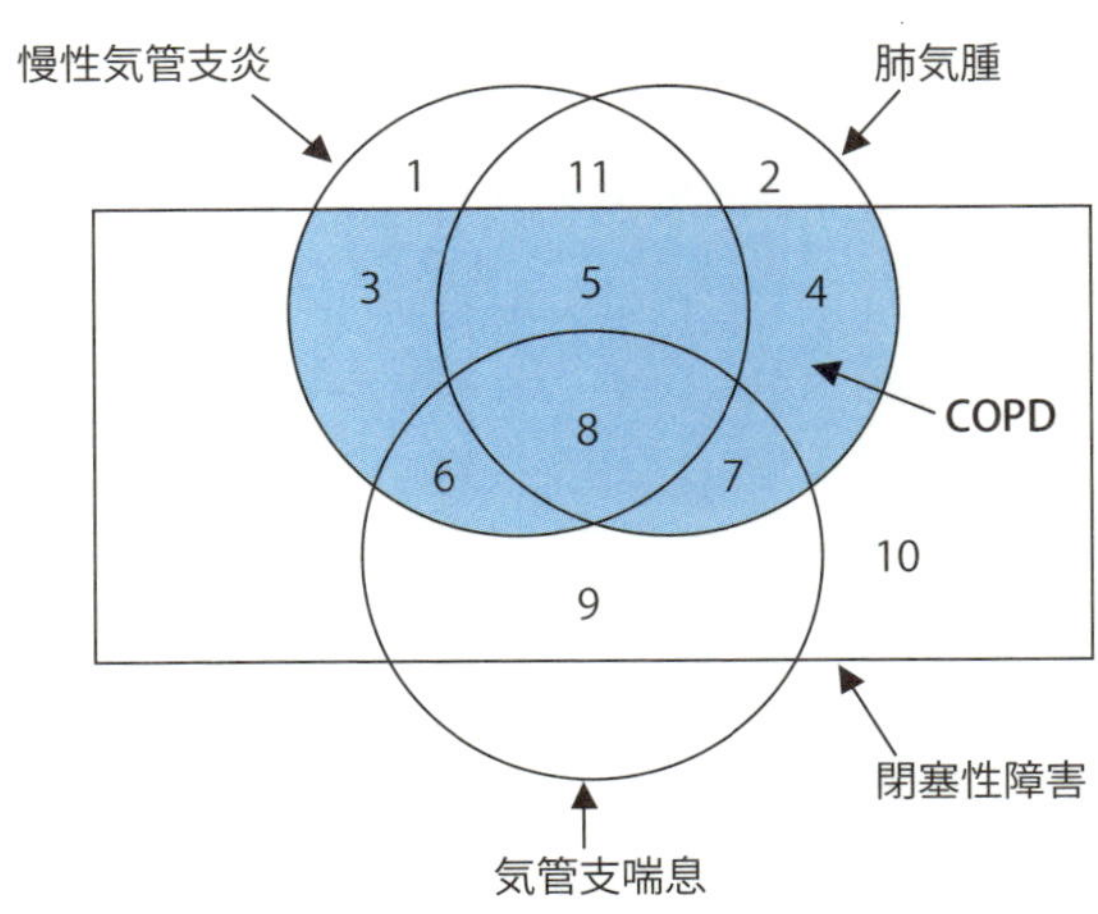

青色の塗りつぶし部分がCOPDに相当する。
四角で囲んだ部分がスパイロメーターで異常と判定される場合の「閉塞性障害」を示す。

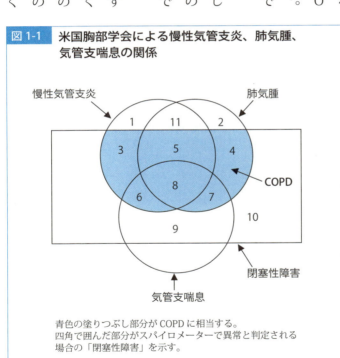

ことが苦しくなり、思い切り吐くことができなくなります。ＣＯＰＤは米国では死因の第3位であり、米国国立衛生研究所（National Institutes of Health：ＮＩＨ）の調べでは毎年12万人がこの病気で亡くなっています。この病気にかかった人の約75％以上が長年の喫煙によって発症しています。遺伝的にかかりやすい人がいます。ＣＯＰＤの約25％が非喫煙者です。他方、喫煙者からみると、わずか3分の1のみが発症します。喘息がある人はＣＯＰＤになりやすいことがわかっています。他には、葉巻、パイプタバコ、受動喫煙、大気汚染、有害物質や埃《ほこり》など肺や気道に有害な影響を与える原因で起こります」。

知っておきたい呼吸器の構造とＣＯＰＤ

ＣＯＰＤを理解するために、呼吸器の構造について説明します（**図1-2**）。

私たちは鼻や口から空気を吸います。気管を経て気管支の細いところに空気が入り、肺胞に至ります。ここで酸素を取り入れて二酸化炭素を外に出す、これが呼吸器の大まかな構造です。一見して気づくことは、私たちの体は限られた容積の中に無駄なくなんと多くの臓器が詰まっているのか、ということです。無駄な空間がありません。実は肺という臓器は脳や、鼻、咽頭、心臓、横隔膜という臓器と密接に関わっており、それぞれの臓器の不具合が病気と関わっていることがＣＯＰＤの治療を難しくしている理由です。

肺という臓器は、内臓でありながら外にそのまま開放されています。これは便利なのですが、ウィークポイントでもあります。便利だというのは、入ってきた空気が「入ってきた気道」を使い出ていくことです。そして、この空気が出ていくことを利用し声帯を震わせることで、私たちは喋ることができるわけです。人類が進歩したのは①二足歩行、②会話ができる、すなわちコミュニケーションをはかることができるようになったからだといわれています。

心臓は自動的に動いているわけですが、肺という臓器は、実は、「息を止めてみるという手動」と「眠っていても呼吸をしているという自動」とが交互にできます。つまり、呼吸を止めようと思えば簡単に止めることができるわけですが、心臓は勝手に止めることはできません。心臓と肺とは隣り合わせになっていながら、はたらきというか動きがまるで違っています。咽頭も単なる空気を通す管ではありません。鼻も外の

図 1-2　呼吸器の構造

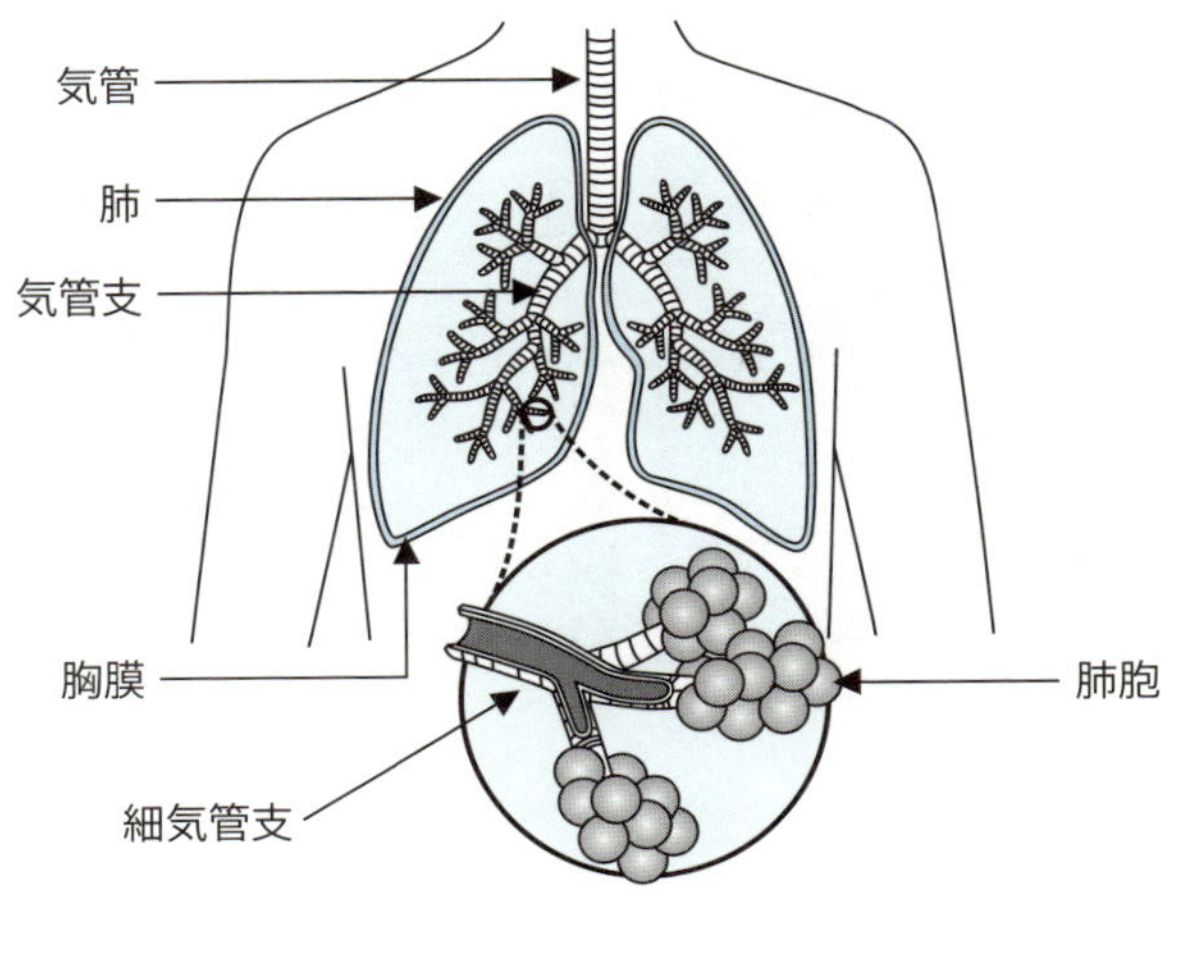

空気を暖め加湿して肺にやさしい空気を送り込むはたらきがあります。

肺そのものは、自分で動くことはできません。肺は胸郭と呼ばれる提灯の中のような構造の中にあり、胸郭のいちばん下のところを構成するのが横隔膜です。横隔膜が下がると、その隙間のところ（胸腔）の陰圧が強くなり、肺が中で膨らみます。横隔膜の下げる力がなくなると、肺は胸腔の中で自分の力で縮みます。COPDは自然に肺が縮んでいくのが障害される、つまり肺の弾力性が失われる病気でもあります。このように、鼻から肺にいたる呼吸器系は繊細で不思議な臓器なのです。この不思議な構造を使って私たちは呼吸をし、命をつないでいます。

図 1-3　胸部CTを3D処理した像

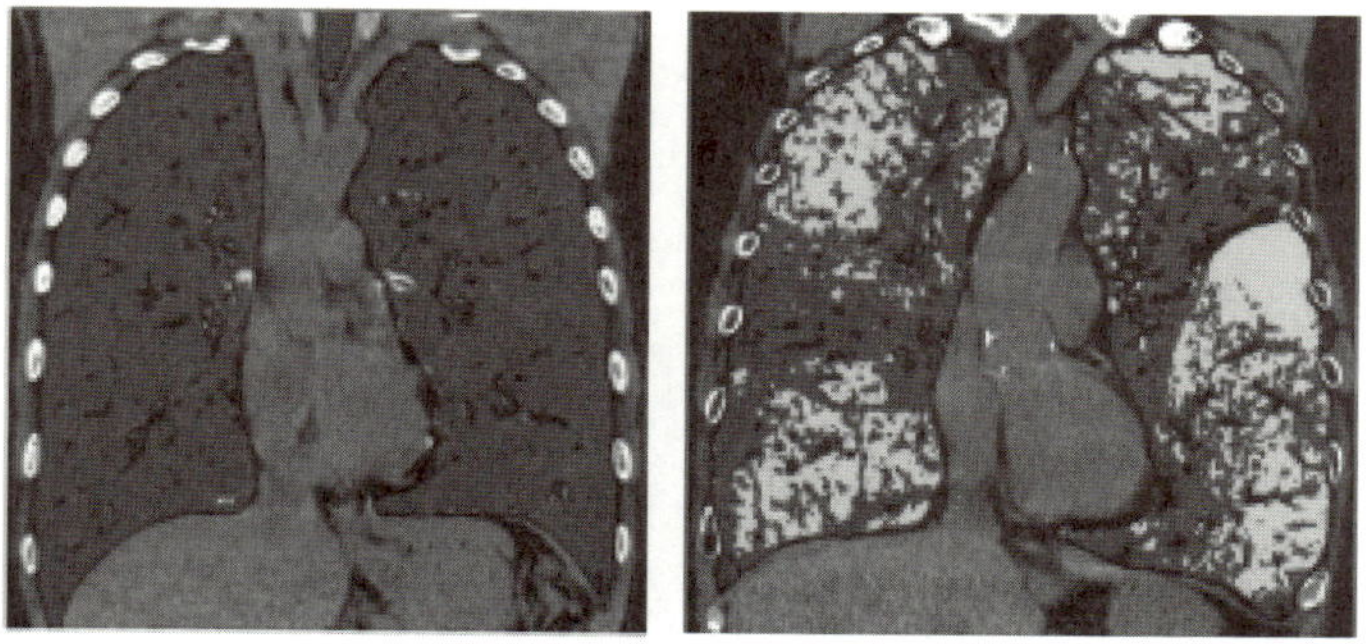

健常　　COPD

胸部CT（正面像）を3D処理することにより、白い肺気腫が左右の肺の広い範囲に分布しているのがわかる。

10年以上前、私は患者さんに説明するために肺の剖検、すなわち解剖した写真のカット面をそのまま粘土で作ることを思いつきました。患者さんにCOPDという病気を説明するには、これがいちばんわかりやすいのです。ＣＯＰＤになった方の肺は真っ黒で、肺胞が広く壊れて穴ぼこ状態です。いっぽう、健康なタバコを吸わない人の肺はきれいです。このような実際の写真を用いたツールは、病気の実態とその恐ろしさを理解してもらうのに大変有効です。

肺気腫は肺胞が広い範囲で壊れて穴ぼこ状になってしまう状態を指しますが、最近では胸部ＣＴの像を３Ｄ処理してわかりやすく見ることができるようになりました（**図1-3**）。

ドクターKIDAのひとこと

COPDが注目される背景にあるもの

COPDは古くから知られていますが、診療現場では新参者に過ぎません。急に注目されたのは、多くの新しいCOPD治療薬が世の中に出てからです。それまでは膨大な患者さんがいるといわれながら、使われる薬は数種類しかなく、しかも効くという確かな感触が得られないままでした。どうしたら薬の効果を高めることができるか、注意点は何か、皮肉なことにCOPDが研究者のレベルから離れ、臨床医の注意を集めるようになってきたのは新薬開発にしのぎを削る多くの企業の参入によって、後ろから押す力が急速に大きくなってきてからです。この現象は、高血圧や糖尿病など生活習慣病と呼ばれる病気に多くの新しい薬が開発されてきた経緯と共通しています。

近年、COPDの研究は格段に進歩してきました。COPDに関する情報は、すべての呼吸器の病気に応用できるのでとても貴重です。これらの多くの情報と新しい薬で、ようやく長い暗やみから抜け出ることができそうな希望も出てきています。

COPDの知名度の低さが社会的負担を増大させている？

GOLD《ゴールド》日本委員会（後述）は、毎年暮れにCOPDの知名度についてインターネット調査をしています。20歳代から60歳代まで10歳きざみで男女同数、1万人が対象です。2016年に行われた調査結果を2009年からの調査と比較したものが「COPDの認知度把握調査の推移」です（**図1-4**）。「あなたはCOPDという病気を知っていますか？」という問いに対し、「どんな病気かよく知っている」「名前は聞いたことがある」「知らない」のうちのどれかを選びます。

2009年には認知度は17・1％であり、2013年の時点で30・5％に達しました。国民の3割が知っていると答え

図 1-4　COPDの認知度把握調査の推移

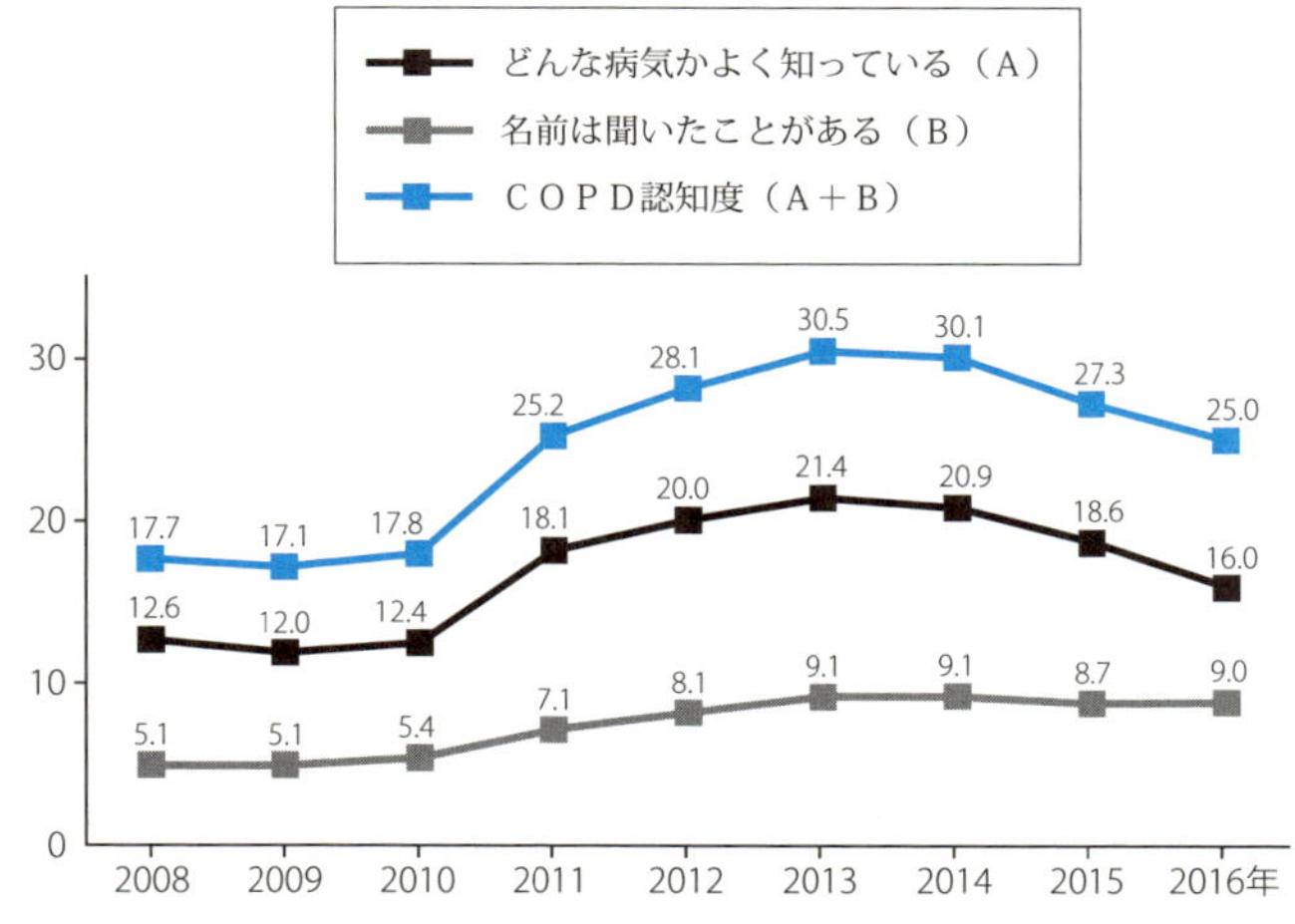

（単一回答 それぞれ n＝10,000）

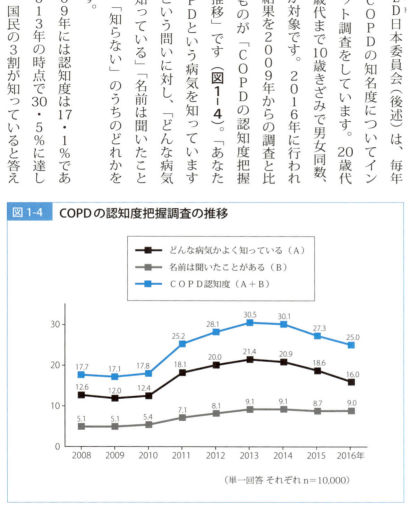

たのです。ところがその年が最高値でその後は逆に減り始め、2016年には25％と2011年の水準に後戻りしてしまい、私たちをがっかりさせました。どんな病気かよく知っていると答えた人は9％余りで、最近数年間はほとんど変わっていません。わが国ではCOPDという病気が一般に広く知られる病気とはとてもいえないことがわかります。このため、本人はもとより、周りの人もCOPDに気づくのが遅れるという事態を生みやすいのです。

前述のGOLDは、Global Initiative for Chronic Obstructive Lung Disease の略で、「慢性閉塞性肺疾患の世界的な戦略」という意味です。2001年、多くの国々で深刻化しているCOPDという病気について、科学にもとづく情報によって治療レベルを高め、一般の人たちに広く知ってもらおうとWHO（世界保健機関）が提唱し、各国の呼吸器専門医と研究者、大手の製薬企業が協力して立ち上げた国際的な委員会です。毎年、11月中旬の水曜日を「世界COPDデー」と決め、各国の連帯で啓発活動を行っています。軌道に乗った今は、WHOは離れました。

米国では現在、COPDの患者さんの数は1200万人であり、2020年にはCOPDの直接的、間接的な医療費総額が年間900億ドルに達すると予想されています。わが国では人口数が半分としても毎年、途方もない医療費がかかることになります。

医療費だけではありません。苦しくて働けない人がたくさん出て、その介護にあたる人も必要になる、その社会的な負担は膨大になります。わが国では2012年に「21世紀における第二次国民健康づくり運動（健康日本21第二次）」では、2022年度までにCOPDの認知度を80％にすることを目標として掲げ、国を挙げて取り組む姿勢を示しました。深刻な予測があるからです。

ほかの病気と紛らわしい症状

ＣＯＰＤの典型的な症状は、治りにくい咳、痰、息切れだと教科書には記されています。私は、ほぼ毎日のようにＣＯＰＤの患者さんを診ていますが、必ずしもこの通りの症状というわけではありません。咳、痰、息切れがあるから自分はＣＯＰＤだろうと心配して受診する患者さんもいますが、正確な検査を行うと自分でＣＯＰＤだと思っている患者さんの3割くらいが本物のＣＯＰＤであり、あとの7割は喘息であったり気管支拡張症や間質性肺炎であったりします。正確な診断がいかに難しいかを感じています。

私たち医師がＣＯＰＤかもしれないと疑う時は次の2つのことを重視します。

1．40歳以上で喫煙歴があること（特に喫煙開始から20年以上経過している場合）

2．8週間以上続く慢性の咳、痰。階段や坂道を上る際の息切れ

私は患者さんに聞く時、駅の階段を上る時に苦しいですか、と尋ねることにしています。

ＣＯＰＤは糖尿病と同じく生活習慣病の代表といえるものですが、糖尿病と違って健診で発見されることは多くありません。診断の目安となるスパイロメトリーと呼ばれる肺機能検査が項目の中に入っていないことが多いからです。肺がんの早期発見を目的とした胸部ＣＴで肺気腫を指摘され受診する人はいますが、肺気腫はＣＯＰＤとは必ずしも一致しません。

①かぜに似た症状が治らない

多いのはかぜが治らない、しょっちゅうかぜをひく、かぜが長引くという訴えで、これはCOPDの可能性がかなり高いといえます。かぜは万病の元といいますが、繰り返すのはCOPDの可能性が高いと考えていただいた方が良いと思います。不思議なことにかぜだけは患者さんが自身で病名をつけてくる病気です。「かぜで来ました」というふうに。勉強中の若い医師には、「患者さんがかぜだと言ってきても、医師である君たちが簡単にかぜだと思い込んではなりません」と言い聞かせています。またCOPDでは痰は、それで困るというほど多くは出ないのがふつうです。いちばんの問題は息切れでしょう。

咳や痰はありふれた症状で、一般に女性より男性の方が頻度が高く、しかも高齢になるに従い多くなるという特徴があります。ところが、女性の方は少し痰が出るだけでも気にして受診する人が多いのですが、男性はもう危険領域に入っている症状があるのに鈍感であるというデータがあります。ちなみに女性の喫煙率の高い米国では女性のCOPD患者が多くなっています。

慢性の咳とは8週間以上続く場合を指します。一日中出るというわけでなく、時々出るという場合でも、8週間続けば異常と考えます。痰は多量ではなく少量のことが多く、色は安定しているCOPDでは白色です。ゼイゼイするという場合も問題です。特に坂道を上る時にゼイゼイする場合には、かなりあやしくなります。

COPDの患者さんの気道は狭くなっています。COPDの〝O〟とは「閉塞（obstruction）」です。狭くなった気道では息を吸ったり吐いたりすることが辛くなります。健康な人は大きく息を吐き出し、肺を空っぽにすることができますが、ＣＯＰＤの患者さんはこれができません。空気が肺の中に取り込まれ、肺が膨らみ過ぎになっているので、安静にしている時や運動時に呼吸をするのに力とエネルギーが必要となります。

　ＣＯＰＤでみられる他の危険な状態は、細い気管支の先にある肺胞が広い範囲で壊れること、すなわちこれが肺気腫です。肺胞は、酸素を取り入れ、二酸化炭素を外に出すはたらきを行っています。このため、広い範囲で肺胞が壊れると体の中には酸素不足の状態が起こってきます（**図１－５**）。

図 1-5　COPDの気管支・肺胞ではこんなことが起きている

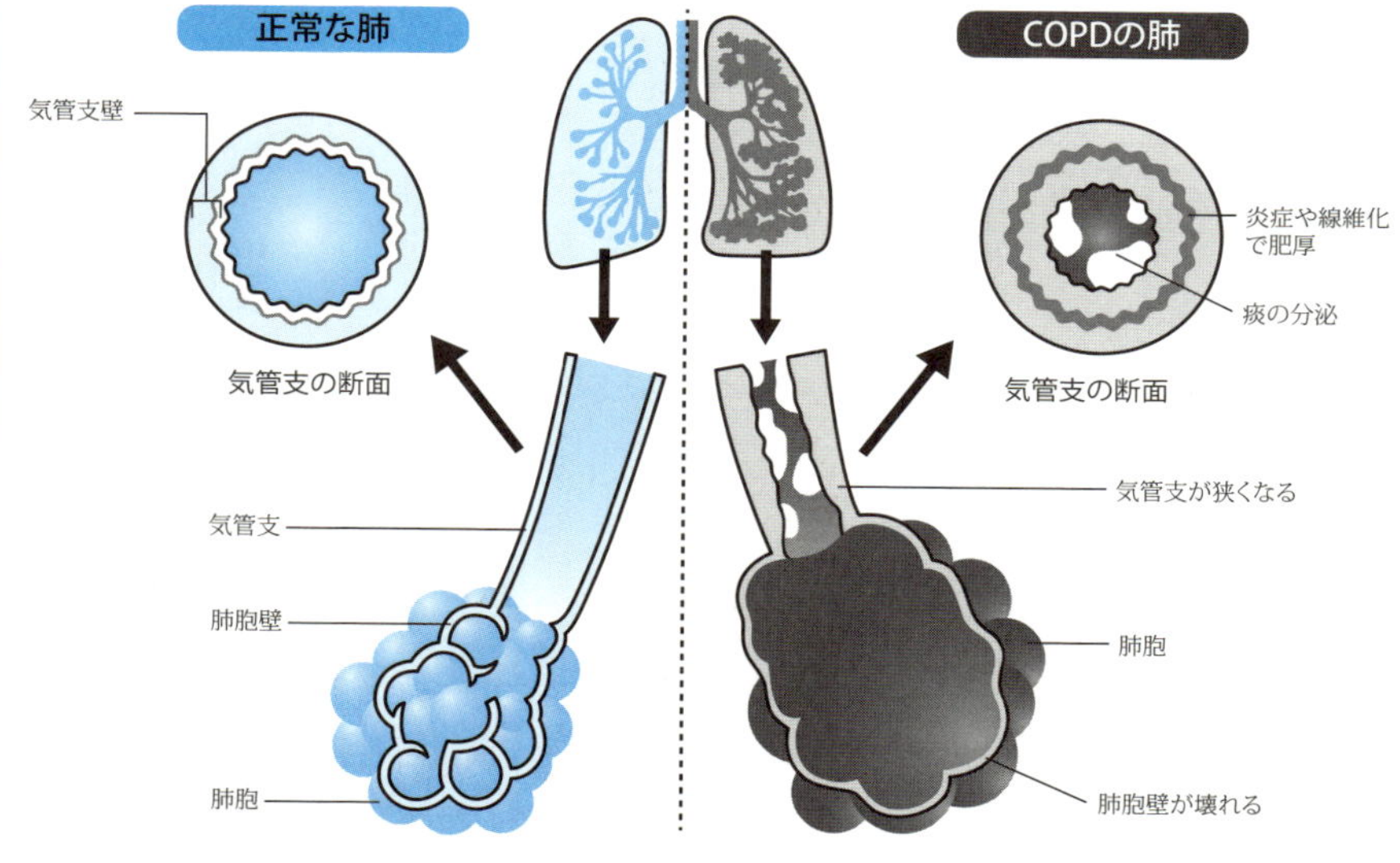

独立行政法人環境保全機構ホームページより

コラム

COPDを疑う症状 ― 米国編

米国胸部学会ではCOPDの患者さん向けのガイドブック、『COPD Today』を作成しています。ここでは、COPDの病状が進んでいるのに自覚症状はないことが多いことがはっきり述べられています。痰が出ることも目安になります。痰は唾液と肺の中で作られる粘液が混じって出てくるもので、透明や白色が多いのですが黄色や緑色のこともあります。色がついている場合には感染を伴っていることを疑います。

その他の症状

- 坂道や階段を上る時の息切れ（呼吸困難がある、と表現することもある）。
- 夜中に肺の中で作られた痰が朝方、吹き出るように多くなる。
- ゼイゼイする。
- 胸が締めつけられるような苦しさがある。
- 繰り返しかぜをひく。
- 消耗した感じがあり疲れやすい。
- 唇や爪の先が紫色になっている。
- 原因ははっきりしないが痩せてきた。

息切れの程度による重症度

- **軽　症**：坂道や階段を上る時、早歩きで息切れがある。
- **中等症**：平地歩行で同世代よりも遅れていく。
- **重　症**：日常の衣服を替えたり、洗面などでも息切れが強い。

②速く歩けない

最近診たある患者さんの訴えは、これまでのように速く歩けなくなってきた、というものでした。ＣＯＰＤの患者さんでは1日の歩数が減ったり、外出の回数が減ったりすることが知られています。

銅メダル、銀メダルと積み上げ、ついにミュンヘンオリンピックで金メダルを獲得した男子バレーボールの監督、松平康隆さんが私のところを受診したのは20年以上前のことでした。ＮＨＫの朝のテレビ放送で「同年齢の人と一緒に坂道を歩いたら遅れていく人は問題です」と言った私の発言を聞き、自分が該当すると思ったそうです。同世代と比較して歩くのが遅いということが問題なのです。余談ですが、このご縁で松平さんは人のためになるのであればと、ＣＯＰＤの啓発番組に数回、一緒に出演したり、講演をしてくださいました。さらに月刊誌、『文藝春秋』にこのいきさつを詳しく紹介してくれました。患者さんの立場で自分の苦しい症状を説明する言葉に重みがありました。

③疲れやすいなど

これ以外の症状では、疲れやすい、痩せてきた、食欲が落ちたという、およそ呼吸の病気とはあまり関係なさそうな症状がＣＯＰＤにより出現する場合があります。

また、息が苦しい状態が長く続くと、気分も滅入ってきます。患者さんの中にうつ状態の人がしばしばみられます。うつになると苦しいという訴えだけでなく眠れない、気分が晴れないなど、さらに症状が多彩で複雑になってきます。自棄《やけ》になり教えられたように薬を使わない、うまくいっているリハビリテーションを中断してしまうことも多くなり、深刻です。

COPDのなりやすさ

ＣＯＰＤ発症の原因として、タバコなど環境に関わることや育ちざかりの時期の肺炎などが、成人期以降の肺機能の低下に関わることがあります。

①タバコは喫煙歴20年が目安

タバコを吸い始めてから20年経つとＣＯＰＤの危険域に入るといわれます。20歳で吸い始めると、40歳でもう黄色信号です。タバコを吸ったことのある患者さんにいくつから吸い始めましたかと聞くと、ほとんどの人が口ごもりながら17、18歳と言います。なかには小学生の頃からと言う人もいて、こちらもびっくりします。私が知っている最も若い喫煙スタートは2歳からの患者さんでした。植木職人の父親が、子どもが泣くたびにキセルをくわえさせたため、小学生の頃にはタバコが離せなくなり、ＣＯＰＤの症状が出てきたのは18歳でした。

以前、英国の放送局ＢＢＣが日本のＣＯＰＤ患者を取材したことがありました。キャスターが患者さんに質問します。「あなたはタバコを吸ったらこうなることを今まで知らずに吸っていたのですか」。この質問に83歳の男性は激怒しました。通訳を務めていた私もたじろぐ激しさです。「そんなことは誰も教えてくれなかった。長い間かかっていた医者でさえ私の病気を見抜くことができず、ここに来て初めて聞いて本当に驚き、がっかりしたんだ」と。「かぜをひきやすく、一度、ひくと2か月も続いていた、治らないからかぜ薬をとっかえひっかえ飲んでいたんだ。そのうち坂道を上るのが難儀になったのだが、医者はそれでも80過ぎれば誰でもこうなるんだ、という説明だけだった。タバコを長く吸うとこんなふうになるということをきちんと誰かから教えられていたら、吸い続けるわけがないだろう」。キャスターは英国でも状況は全く同じだと、患者さんにあやまりました。

1日の喫煙量と喫煙年数をかけた数値（ブリンクマン指数）が400を超えるとCOPDの発症率が上がるというデータもあります。1日40本以上のヘビー・スモーカーは10年間でこのレベルに達します。ただ、タバコを吸う人の約3分の1しかCOPDは発症しないというデータや、他方、タバコを吸わない人のCOPDが25％以上あるのではないかというデータもあり、喫煙歴は大事な情報ですが、それだけではないということを知っておくことが大切です。

②非喫煙者のCOPD発症～胎児期からの危険

タバコを吸わないのにCOPDになった人で、実は思春期の頃から肺機能が低めであったというデータが最近発表され、注目されています。さらに生まれた時からもうCOPDにかかりやすい人がいるということも指摘されています。

乳幼児期に重い喘息や重症の肺炎を繰り返すと、その後の気管支の発育が悪くなりますが、体の方は関係なく大きくなり肺の容積もそれに合わせて成長していきますので、結果的に気管支のサイズと肺の容積がアンバランスになるのです。このことは喘息の原因としても重視されています（2章）。自分の気管支のサイズと肺の容積がアンバランスかどうかを知るには厳密な肺機能検査を受ける必要があります。

余談ですが、私は若い頃カナダに留学した折、肺の成長と発育を研究テーマに取り組みました。ボスのサールベック教授（1930～1995）は、COPDの病理学的な研究で世界的な権威でしたので、その研究に関わりたいと思っていたのに、思いがけず「それは全て教えてあげるから、胎児から小児に至る肺の研究をテーマにしなさい」と言われました。あれから35年以上も経った今頃になって、COPDや喘息と肺の成長・発育が密

図 1-6　ヒトの肺のでき方

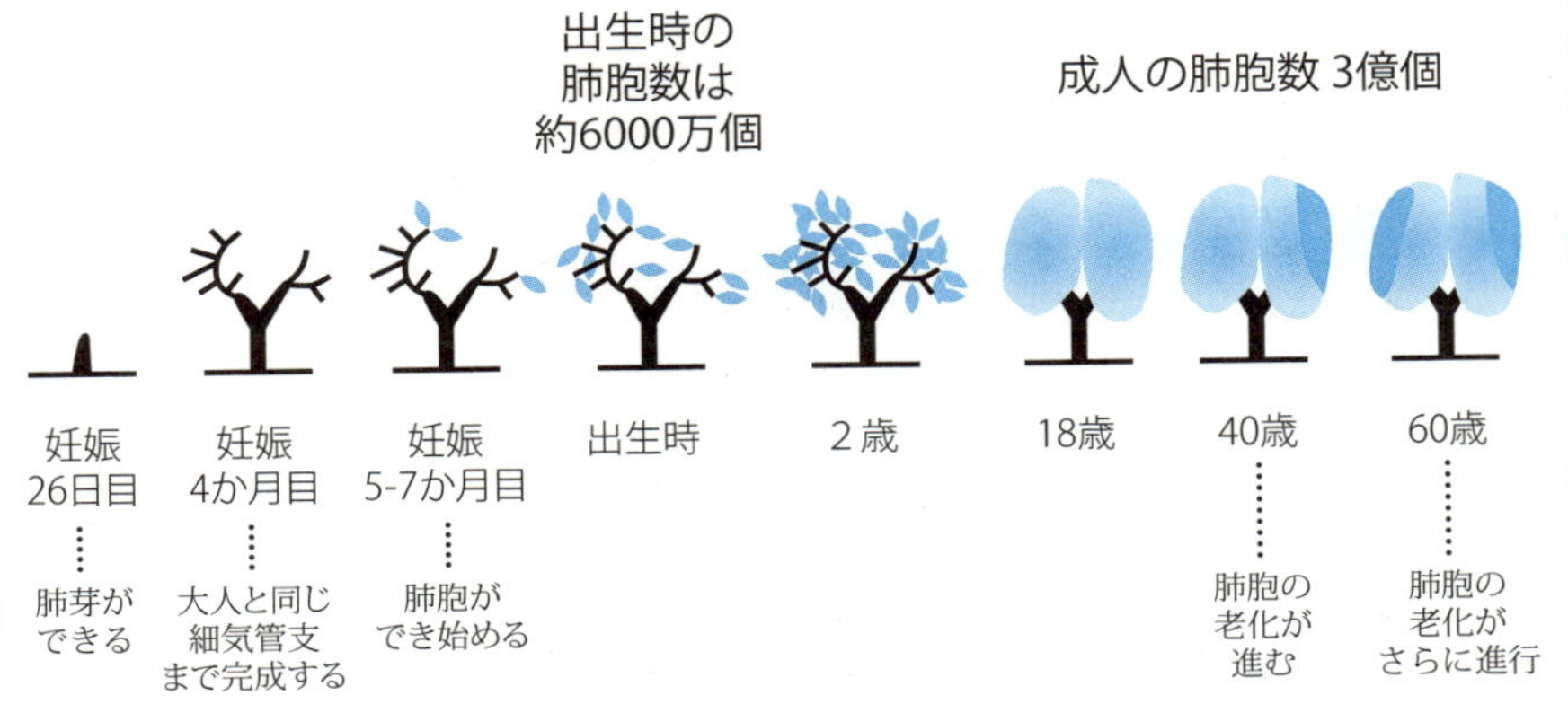

接に関係するという研究が盛んになってきたので驚いています。

簡単にヒトの肺がどのように成長し、発育するかについて説明すると（**図1－6**）、胎児（受精後）の26日目に肺の構造の元となる「肺芽《はいが》」ができ上がります。アサガオの種から芽が出るように、小枝となる細い気管支が分かれていきます。細い気管支は妊娠4か月目の胎児で完成し、これ以降は枝の数は増えません。

この事実が重要なのです。すなわち肺の小さな小さなミニチュア構造が、この段階で完成します。この時期までに多数ある気管支の枝分かれがきちんとできていないと回復しないまま体が大きくなっていくのです。気管支の長さとサイズは体の大きさに合わせて次第に大きくなります。その結果、乳幼児期にかぜをひくとゼイゼイしていた子たちの多くは、気管支の太さと長さのバランスがようやく均衡を保つ5歳以降には、ゼイゼイしなくなるか症状が軽くなります。この発達では男児が女児よりも少し遅れることがわかっています。つまり男児の方がかぜでゼイゼイするのが長引くことが多くなっています。

肺の構造はブドウの房にたとえられます。茎にあたる部分が細気管支、実に相当するのが肺胞です。肺胞は胎児の6か月頃からでき始め、生まれる10か月頃には約6000万個に達します。成人ではその総数は3億個といわれていますので、生まれた時の肺胞の数は成人に比べると20％しか完成していません。その後、2歳頃までに90％が完成し、思春期の終わり頃にようやく完成します。

胎児期の肺の発育は母親の健康状態の影響を強く受けます。妊婦が喫煙や飲酒をしてはならないという理由がここにあります。妊婦が不摂生な生活を繰り返すと、気管支も肺胞も正常な数が揃わない状態となることがあります。また、思春期から喫煙を始めると、若葉のような出来立ての肺胞が強い傷害を受けることは、容易に想像がつきます。動物を使った実験では、育ち盛りの仔が低栄養に置かれたり、気管支に繰り返し炎症を起こしたりすると肺の成長が遅れ、成長してからはＣＯＰＤと同じく肺胞が広い範囲で壊れるか、肺胞が少ない状態となることが確かめられました。ＣＯＰＤは、中年になっていきなり起こる病気ではなく、その原因は実は胎児の時期にまでさかのぼることができるのです。

ＣＯＰＤは確かにタバコ病といわれますが、胎児を含む全ての年齢層で危険があふれており、受動喫煙対策を十分にしなければ将来のＣＯＰＤ発症を防ぎきれません。

COPDの種類と歴史的経緯

ＣＯＰＤの患者さんは、痰は少なく息切れが強い「肺気腫」と、痰が多い「慢性気管支炎」に分けられることは古くから知られています。日本人のＣＯＰＤは慢性気管支炎より肺気腫が多いといわれてきましたが、亡くなったあと、解剖して病理検査を行うと両方がミックスしたタイプが多いことがわかってきました。

① 肺気腫

肺気腫は、細い気管支より先にある組織構造が広い範囲で壊れた状態を意味する病名です。高感度の胸部ＣＴ撮影により繊細な肺の微小構造を見ることができるようになり、生きた状態でも肺気腫があると診断されるようになりましたが、歴史的には、肺気腫は解剖して肺を取り出し、その断面を見て広く壊れている状態を表現する言葉であり、名付けたのは聴診器を発明したフランス人、ルネ・ラエンネック（１７８１～１８２６）でした。わが国の江戸時代中期にあたります。

『COPD Today』では次のように説明しています。

「肺気腫は、長年の喫煙者に起こりやすい。初期の症状は、軽い作業でも息切れが起こる。肺気腫が進行すると息切れはさらに強くなる。その結果、呼吸をすることに多くのカロリーが必要となり、痩せる原因となる。痰は通常多くはないが横になると多く出る」。

少数ですがタバコを吸ったことのない人で肺気腫が起こることがあります。α_1《アルファワン》アンチトリプシン欠乏症がその代表で、欧米人に多い遺伝的な病気です。血液中のα_1アンチトリプシンと呼ばれる物質が遺伝的に不足した人ではタバコを吸わなくとも肺気腫が起こることがあり、タバコを吸うような生活習慣があると重症の肺気腫になることが判明しました。１９６３年にスウェーデンで最初に報告された時は、それまでは肺気腫の原因は全く不明であったのが遺伝という要素が示され、ようやく研究の曙光が見えてきたといわれたものです。

理論的には不足しているα_1アンチトリプシンを血液中に補い続ければ肺気腫の発症を予防でき、さらに治せるのではないかとの期待で臨床治験が始まりましたが、残念ながらうまくいきませんでした。また、持続して使わなければならない新しい薬は莫大な費用がかかることも判明し、結局、いちばん安上がりの予防、治療は禁煙であることがわかりました。

② 慢性気管支炎

この病名は、主に英国の研究者、臨床医が使ってきました。英国では外で働く郵便配達夫に咳や痰が多く息切れを訴える人が多く見られました。昔、ロンドンの大気汚染は特に冬季には最悪な状態だったようです。仕事に由来する病気であれば、補償の目安としたり、休職の際の基準を作る必要があります。連続して3か月間以上、かつ2年間以上にわたり咳、痰が続く状態を「慢性気管支炎」と診断していました。

肺気腫の初期症状は、階段や坂を上る時の息切れです。進行すると、さらに息切れは強くなり、呼吸をするのに多くのエネルギーを消耗するようになり、体重が減少してきます。肺気腫は痩せ型が特徴です。いっぽう、慢性気管支炎の症状は、痰の量が増えることです。慢性気管支炎も重症になると血液中の酸素が不足し、指先や唇が紫色になるチアノーゼが見られるようになります。慢性気管支炎では肥満型が多いことが知られています。

COPD治療の前の診察

ＣＯＰＤの治療を始めるには、その人がＣＯＰＤであるという確認が必要です。『COPD Today』では、ＣＯＰＤを起こしやすいハイリスクの人たちがいるとし、米国国立衛生研究所（ＮＩＨ）の統計から、「タバコを吸っている人、吸っていた人たちで年齢は65～74歳」「女性の白人」「以前に喘息であった人」を挙げて、注意を促しています。

日本ではＣＯＰＤの患者さんは男性の方が多いですが、米国では逆に女性の患者さんの方が多いと報告されています。喫煙量と喫煙年数の同じ男女を比較すると、女性の方が重症化しやすいとされています。理由として、体つきが女性の方が華奢《きゃしゃ》であるように、肺の構造を作りあげている骨格となるコラーゲンや弾力線維などのたんぱく成分が少なく、肺の構造もまた華奢であるからという意見があります。若い女性の喫煙率が高まっており、将来、わが国でも女性のＣＯＰＤが増えるだろうと予測されています。

①身体の特徴のチェック

実際の診察では、患者さんが診察室に入って来た時から身体の特徴を観察します。

・口すぼめ呼吸

歩く姿が苦しそうではないか、息を吐く時に口笛を吹くような「口すぼめ呼吸」をしていないか。このような呼吸法は、呼吸が苦しい患者さんが自然に習得することが多いのですが、症状を緩和するために歩く時は口すぼめ呼吸をするようにしなさい、と積極的に教えます。

・首の周囲

息を吸う時に鎖骨の上がくぼむように見えます。また、ふだんから首の周囲の筋肉で、鎖骨と首の上方をつなぐ胸鎖乳突筋《きょうさにゅうとつきん》と呼ばれる筋肉が張り出して見られる人には、呼吸困難があると判断します。

・バチ指

また、太鼓のバチのように爪の付け根が盛り上がることがあり、「バチ指」と呼ばれています。指の先が変形し、太鼓のバチのように膨らんでいることがないかという点です。**図1-7**はバチ指の見分け方を示しています。一度、あなたや家族の指をその視点で見直してみるのもよいかもしれません。なお、COPDだけでバチ指がみられることはありません。あれば、間質性肺炎、気管支拡張症や肺がんの可能性を疑います。

図 1-7 バチ指の見分け方

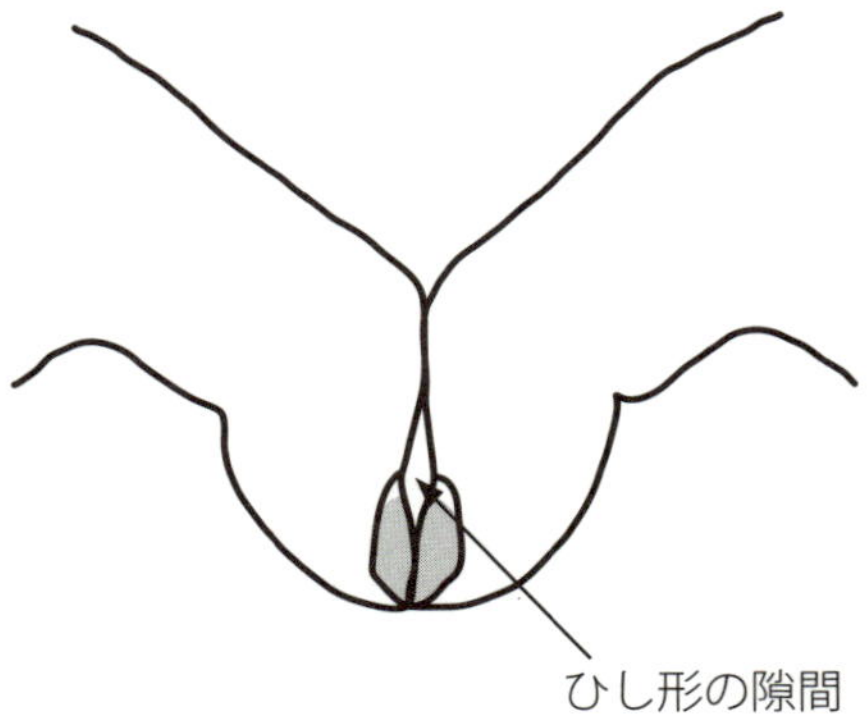

余談ですが、検査が十分に行えなかった時代には観察と病気を結び付ける診察の技術が進みました。医療には身体の観察だけで推定されることがたくさん知られています。患者さんに負担を

かけずにできる大切な方法であり、医師は医学生の頃にほとんど全科にわたる診療で観察することと、視診の大切さを教え込まれます。古くから重視された診察法ですが、多種の検査が簡単に実施できるようになって、熱心に取り入れようとする医師が少なくなってきたことはとても残念です。

②打診と聴診

打診とは、店先でスイカを買おうとする時、つい叩いてみて熟れているかどうかを確かめるのと同じことです。胸を叩いてその感触から肺が膨らみ過ぎかどうかを知ることができます。過膨張になった肺では、外から叩くと、空っぽの箱のような感触が得られます。

診療前の診察で大切なのが聴診です。聴診器は医師という仕事の象徴的な道具ですが、もっとも重宝していると感じるのが呼吸器の病気を診る時ではないかと思います。その判断基準は簡単にいえば、聴こえるべき音が聴かれるか、聴こえてはならないものが聴かれないか、ということです。

気管支は左右前後に枝を出しながら次第に細くなっていき肺胞に至ります。呼吸に合わせて空気が枝の中を流れます。枝の数は先の方へ行くほど飛躍的に増えていき、断面積の総和が急速に増えます。空気が流れる抵抗は少なくなり、強く息を吸ったり吐いたりしても強い圧がわずか1000分の10ミリメートル程度の厚さの繊細な肺胞を壊してしまうことはありません。

肺胞の付近で聴かれる呼吸音はアルファベットのf《エフ》の音に近い、柔らかい音です。健康な人では大きく吸い込んだ時に肺の全ての領域でこれが聴かれますが、COPDでは空気が肺胞に十分に入っていかないことが多く、f《エフ》の音が十分に聴かれなくなります。中でも聴きやすいのが背中で、左右の肩甲骨の間で背骨の真上を少しはずした場所です。ここはポイントの一つで、呼吸器の医者のゴールデン・プレスと呼ばれています。「胸の前は乳房があり、また心音が聴かれるので呼吸音が聴きにくい。背中こそが呼吸器の病気を決める穴場だ」と、私は医学生に教えています。気管支が異常に狭くなっており、それが広い範囲にわたると聴診器で聴いた時にヒューヒューという音が聴かれるようになります。さらにこの中に痰が詰まれば痰が呼吸とともに動くのがわかります。軽く咳をしてもらえば痰がさらに動き、音が消えたり別の場所で聴かれたりします。背中の下の方も聴診で重要な場所の一つです。ここにマジックテープを剥がす時に聴かれるようなバリバリという音が聴かれれば、間質性肺炎を強く疑います。

聴診では呼吸を速くしたり、強くしたり、咳をしてもらったりしながら、肺のどこに、どのような病変が起こっているかを推定します。

COPD診断に向けた検査

COPDの治療を始める前に、COPDであることを正確に診断し、患者さん自身の情報をつかむために、様々な検査が行われます。

①血液検査

貧血があるかどうかなどを調べるため、採血し血液検査を行います。強い貧血は息切れの原因となります。時に甲状腺の病気や心臓のポンプ機能低下が息切れの原因となることがあるので、疑わしい場合には血液検査の項目に加えます。

②胸部X線写真と心電図検査

息切れの原因として、肺に間質性肺炎や肺結核などの病変がないか、不整脈などがないかを確認します。

胸部のX線写真では、肺の上、下の長さが健康な人と比較して伸びている、側面から撮った像で肺と腹部の間にある横隔膜の影が平らになっているような所見があれば、肺が過膨張になった状態が推定され、COPDの疑いが強くなります。

心電図では不整脈の有無のほか、肺の重い病気があると心臓に負担がかかった特有の波形がみられることがあり、これも参考所見となります。

③肺機能検査

気道の中を空気がどのくらい通りにくくなっているかを検査します。個人的な感覚差が大きい息切れを数値化・客観化し、簡単に行えるスパイロメーターという機器を使った検査法（スパイロメトリー）で、診断を確定するためには欠かせない検査法です。

指示に従ってできるだけ空気を吸う、できるだけ速く吐く、ゆっくり完全に吐けるだけ吐く、を組み合わせて行う検査です。通常は、気管支を最大に広げるような吸入薬を吸った後で行った値でCOPDかどうかを判断します。

1秒間に吐き出せる空気の量をいっきに吐き出した空気の量（努力性肺活量）で割った値が70％以下の時に、COPDの可能性があるということになります。同じような値を示す喘息などもこの中に入っている可能性が否定できません。

同じ検査を2回することになりますが、両方合わせて15～20分間で終わります。検査に慣れている技師のかけ声に合わせて行うのが大切です。

このほかに拡散能検査があります。これはどのくらい効率的に酸素を取り込めるかをみる検査法で、COPDが今後、悪化するかどうかの目安となります。

肺の容積が保たれているかどうかをみる検査をすることもあります。最近、使われるようになった検査には、広域周波オッシレーション法と呼ばれる検査や、呼気一酸化窒素濃度測定法などがあります。後者は喘息では気管支の広い範囲で炎症を起こすことから、患者さんの呼気の中に一酸化窒素濃度が高くなっているかどうかを簡便に調べる方法です。

④ **胸部CT撮影**

肺気腫の程度と範囲を知ることができます。肺がんの初期病変を発見することもあります。

⑤ **心臓超音波検査**

息切れを起こす原因が心臓にある弁の異常や、心臓の動きの悪さによるのではないことを確認します。

⑥ **動脈血検査**

肺の中で酸素がうまく取り込まれ、二酸化炭素が排出され、動脈の中を流れる血液に含まれる酸素と二酸化炭素に異常を来していないかを調べます。

⑦ **6分間平地歩行テスト**

指先に「パルスオキシメーター」という装置をつけて、30メートルくらいの直線の通路を自分でできるだけ速く歩きます。この間に酸素不足が生じないかどうかなどをみます。詳しくは38頁を参照ください。

ドクターKIDAのひとこと

診断という作業〜個別性を重視する

私たち医師は、治療を始める前に診断を正確につけるという作業を行います。患者さんから十分に話を聞き、診察を行い、その結果からある程度の方向を定めて検査を行い、これらの情報を総合的に集め、まとめて診断に至るわけです。

英国人のトマス・シデナム（1624 〜 1689）は医聖と呼ばれている人で、今日行われている病気を診断していくという形を作ったといわれます。彼が偉大だったことは、医学を単なる哲学に近い空論の学説からひき離して考え、観察を重視したことです。なによりも患者さんの訴えを十分に聞き、診察を丁寧に行い、患者さんごとの情報にもとづき個別性の高い治療方針を打ち立てるというのが彼の考え方でした。

診断という作業はラベルを付けたり、その病気の治療法が入っている引き出しを開けるという作業と似ているところがあります。間違えて異なる色のラベルを貼ってしまったり、間違えた引き出しを開けてしまうと、その後、考え直したりやり直しがしにくくなり、結果的に思い違い、誤診ということが起こり得ます。

出発点は患者さんが何に困っているのかという点にあるわけですから、常にここに戻ってくるという柔軟な考えでなければ、違った引き出しを開けて、それを患者さんに押し付けるという間違いが起こる危険があります。医師として私がいつも肝に銘じている事柄です。

怖い増悪《ぞうあく》

ＣＯＰＤでいちばん怖いのは、この病気が急に暴走することである「増悪」です。以前は、「急性増悪」と呼ばれていましたが、急性でない増悪が多いことがわかってきたため、今では単に「増悪」と呼ばれています。

現実に受診するのは、次のような人が典型です。

ケーススタディ～Ａさんの場合

Ａさん、62歳、男性。45歳頃健診で高血圧と言われ、近くの内科医院を受診。タバコは18歳から吸い始めていた。会社の経理事務を担当していた頃は毎日平均１箱(20本)。60歳で会社を辞め、ストレスが減ったせいか１日10本くらいにまで減少。ふだんは息切れも咳も痰も全く出ない。自分では健康に自信がある。晩酌は日本酒コップ１杯。

昨年暮れの金曜日の夜、昔の同僚たちと久々に会って飲み会。その日が寒かったせいか、翌日頃から喉が痛くなり、体が熱っぽく感じられるようになってきた。食欲は変わりなし。

日曜日、早朝に急に息をするのが苦しくなり、吸うことも吐くことも難しくなってきた。痰が出はじめ、咳き込みもある。がまんができず休日の当番診療所を受診、「かぜですね」と言われ、かぜ薬と抗生物質を３日分処方された。飲み切っても咳が残り、痰は白くなってきたが息が吸いにくい状態はあまり良くならない。

いつもの内科医院を水曜日に受診。別のかぜ薬を5日分処方されたが自分では少し良くなったかな、という程度の改善。1月10日過ぎに妻と一緒に出かけることがあったが、地下鉄の階段が苦しく、妻についていけない自分に気づき、あまりのことに愕然とする。

2月中旬、症状が良くならないと主治医に相談。血液検査と胸部のX線写真撮影を実施、検査では異常はない、と言われた。息切れがあるので外に出かけるのもだんだん、おっくうになってきた。

娘のすすめで私の外来を訪れたのは6月の初旬の頃です。すでに苦しくなって半年近く経っていました。


Aさんの問題点は次のようなことです。

- **最初に受診したのが休日の当番医だった。かぜと診断され咳や痰など当面の症状を和らげる治療だけが行われた。**
- **いつもの内科医が息切れが治らないことについて気づくべきであった。必要ならその段階で専門医を紹介してもらうべきだった。**

かかりつけ医の外来はかぜや腰痛、高血圧など、多彩な病気の治療で混み合っています。専門的な検査やゆっくり時間をとって病気を診断することはできにくいのが現状です。かかりつけ医と専門医の役割は、はっきりと違っています。専門的な医療を求めて私のところを受診するのは、すでにどこかで治療を受けてきたが良くならないという人がほとんどです。

私は最初に診る患者さんには診察に十分な時間をかけることにしています。これまでの経過や症状の変化、治療の内容を詳しく聞き、診察します。診察では、息切れの症状に見合った身体の変化があるかどうかが問題です。増悪かどうかを知る決め手は、患者さんの訴えと肺の聴診です。聴こえてはならない音が聴かれることが多いからです。血液の検査で「増悪」と診断できる項目はありません。

これらの情報を集めて検査の段取りを立てていき、治療の方針を決めます。検査は簡単なものから始め、その結果によって次の段階の検査予定を組みます。複雑で専門的な検査が終了しデータが揃うまでには、少なくとも1週間以上はかかります。

・Aさんの検査

Aさんを初めて診て出した私の結論は、「この患者さんはCOPDであり、その程度は軽症であるが、増悪を起こしたままの状態が改善されずに息切れの症状が数か月間も続いている」でした。胸部のX線写真、心電図では異常はありません。6分間平地歩行テストで廊下をできるだけ速く歩いてもらいました。COPDの検査の中で6分間平地歩行テストは重要な検査です。酸素飽和度が92％以上あるか（詳しくは150頁を参照）、歩行距離は450メートル以上あるか、歩行中にもっとも強い息切れはどのくらいか（スコアで表現します）、脈拍数が歩く前の安静の状態に5分以内で戻るか、また検査中に不整脈が出ないか、などを観察します。

Aさんの歩行距離は460メートル、酸素飽和度がもっとも下がったところで90%でした。脈拍は歩き始める前は1分間に88でしたが、歩き終わって5分間経過しても105であり、元に戻ってはいませんでした。

・Aさんの治療

治療は、とにかく完全に禁煙してもらい、ステロイド薬と抗生物質を数日間、服薬してもらうことにしました。また吸入薬も処方しました。2週間後の再受診時にはすっかり楽になっていました。肺機能検査の数値は低めですが正常内であり、定義となっている基準からはCOPDとは診断されません。

2017年現在、スパイロメトリーの検査ではCOPDの中に入らないのに、COPDの人が増悪を起こした時と同じ症状を起こすことが論争となっています。Aさんにはさらに4週間、同じ吸入薬を使ってもらったあと、中止しました。この段階で息切れはなくなりました。

Aさんのように軽症のCOPDであっても、「増悪」が起これば重いCOPDに近い症状になります。ましてや在宅酸素療法を行っているような重いCOPDの人では、「軽い増悪」でも一気に重い状態になることがあります。

COPDを心配して私の外来を初めて受診する人の7割以上は、この患者さんと共通の特徴があります。息切れが問題である、かぜをひいてから急に悪くなった。かかりつけ医ではかぜは治った、検査では異常はないと言う。しかし、とにかくすっきりしない、自分でも納得がいかない……などです。

増悪の問題点

ＣＯＰＤの患者さんでは、増悪は平均、年に2回起こるといわれます。この増悪こそが、ＣＯＰＤの治療の中でもっともやっかいな問題です。増悪を繰り返すと肺機能が急速に低下していくからです。問題点を６つ挙げます。

①急に悪化し、治り方が遅い

ほとんどの場合、かぜのような症状で始まり、半日くらいの間に急に悪くなります。治療は48時間以内に開始しなければなりません。タイミングよく適切な治療を行ったにもかかわらず、３週間以上経っても完全には回復しないことがあります。この間にまたかぜをひくと坂道を転がり落ちるようにＣＯＰＤ全体が悪化していきます。

ＣＯＰＤの増悪の重症度により異なりますが、救急車で入院するような場合、３週間くらいの入院が必要になります。入院期間が長くなればなるほど、医療費は高額になります。

② 一度増悪を起こすと繰り返すことが多い

米国の専門医学雑誌『CHEST（チェスト）』（２０１５年）に米国のＣＯＰＤ事情が説明されています。「ＣＯＰＤの増悪」による入院は年間延べ70万人に相当する（つまり70万回の入院がある）。そのうち20％は、退院後、30日以内に再入院となる。同じ人が繰り返し入院になるといっています。再入院が結果的に医療費を押し上げていることから、２０１０年11月に米国政府は「患者を守り、努力目標とする」法令を作り、再入院を減らすように指示しました。日本でのＣＯＰＤの1回の入院費用は、私たちが以前、調べた結果で約65万円でした。患者さんは年齢、収入に応じてこのうちの1〜3割を支払わなければなりません。入院を繰り返すということは、それだけでも相当の医療費負担が生ずるということです。年金暮らしの高齢者には大変な負担となります。

③ 増悪の陰に併存症《へいぞんしょう》あり

ＣＯＰＤの場合、合併している病気は併存症と呼ばれます。併存症の存在が増悪を起こしやすくさせ、全体を悪化させるようにはたらきます。入院を繰り返す患者さんで多いのは、ＣＯＰＤの他に心臓病を合併している場合です。軽い増悪で心臓病が悪化して心不全になることがあります。心不全になると肺が浮腫《むく》んだ状態となり、動脈血の酸素飽和度が低下します（酸素飽和度が88％以下）。

ＣＯＰＤでは骨粗《こつそ》しょう症《しょう》が多いこともわかっています。骨粗しょう症では腰痛や背部痛が起こりやすくなりますが、身体の痛みがきちんと治療されていなければＣＯＰＤは増悪を起こしやすくなることがわかっています。これは担当する医師が目配りしていなければならないケースです。時には腰痛を治すために整形外科医に治療を依頼することもあります。

他方、患者さん側に問題があり、増悪を起こしやすいケースがあります。やめたはずの喫煙を再開し、こっそり吸い始めたり、吸入薬などの薬を指示された通りにきちんと使っていなかったり、運動を全くしていない、太り過ぎや痩せ過ぎになっているなどの場合です。

④増悪の初期症状と死亡率

増悪の初めの症状は、ほとんどの患者さんがかぜだと言います。**図1-8**は、入院するようなCOPDの増悪の初期にみられる症状の頻度を示したものです。いちばん多いのはかぜという場合で（20％）、2番目がいつもより息切れが強い（18％）、3番目にとにかく苦しくて危機的状況（16％）が続きます。増悪の始まりは、患者さんにとっても医師にとっても気づきにくい、わかりにくい症状が多いことが問題です。4番目の「発作」とは喘息に似た苦しさです（15％）。

一度増悪を起こすようなことがあると、繰り返す人がいることは、先に説明した通りです。最近の研究では、COPDの患者さんの一部に増悪を起こしやすい人がいることがわかってきました。遺伝や体質が関係していることが推定されていますが、詳しいことはわかっていません。また、増悪の起こりやすさはCOPDの重症度とはあまり関係しません。軽症のCOPDであっても繰り返し重い増悪を起こすことがあります。重い増悪は入院が必要です。

増悪を起こし入院するような状態が、その後どうなるのかということを調べた研究があります

（図1-9）。入院中の死亡率は10％程度です。問題は退院してからですが、60日後、180日後と次第に死亡率が高くなっていきます。一度、増悪を起こした人は起こした原因を確かめ、二度と同じことを繰り返さないようにしなければなりません。

増悪の予防と早期治療こそがCOPDの治療の中でもっとも大切で、また日常の診療の中で難しいところです。これについては3章で詳しく触れることにします。

図 1-8　**COPDの増悪で初期に見られる状況**

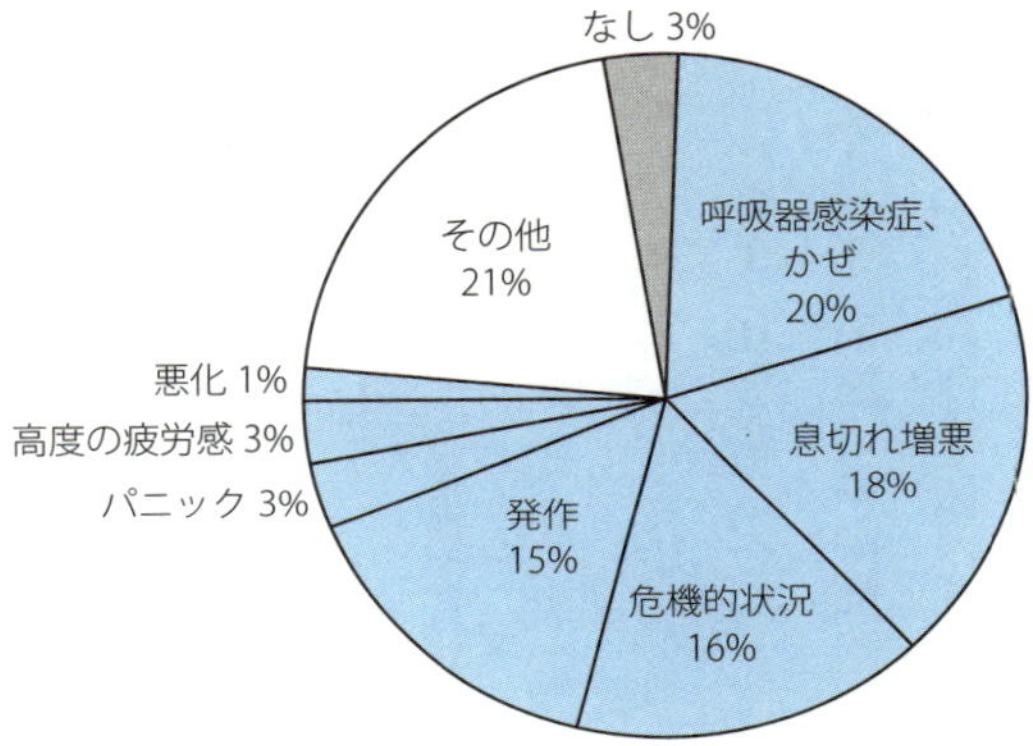

Mahler DA. Proc Am Thorac Soc 2007; 4:507 より

図 1-9　**COPDの増悪で入院した場合の死亡率**

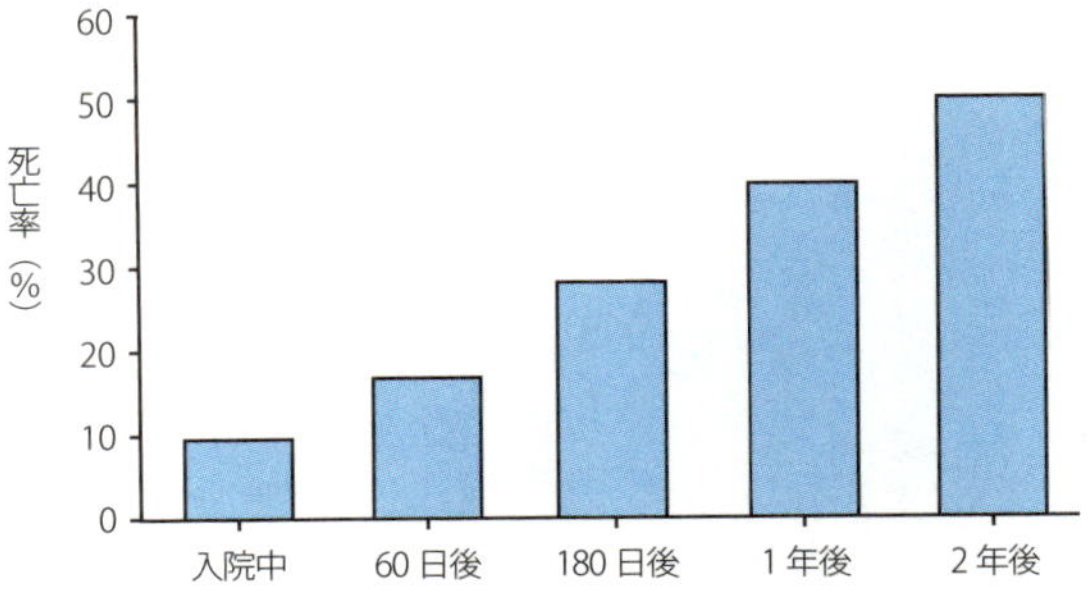

死亡率は入院中だけではなく、その後も次第に高くなることに注意。繰り返して増悪を起こすようになることが危険です。

Anzueto A. Eur Respir Rev 2010; 19:113 より

COPD患者の死亡原因と併存症

ＣＯＰＤのやっかいな点は他の病気との重なりが多くみられることです。これは、ここ10年くらいの間に進歩した研究によってわかったことです。

もっとも注目された研究はＣＯＰＤの患者さんはどのような原因で死亡しているのか、という点です。２００７年に発表されたＴＯＲＣＨ研究はこれに先鞭をつけるものでした。これはＣＯＰＤの吸入薬についての治験のデータで、６０００人余りを３年間、追跡調査したものです。３年間で８７５人が死去しており、その内訳を示したのが**図1-10**です。

肺炎を起こし、血液の中の酸素が高度に不足して死亡するのは全体の３割くらいです。心臓病も約３割でした。残りは多彩な原因ですが、目につくのが悪性腫瘍、がんです（21％）。

中でも肺がんはＣＯＰＤ患者の１割以上にみられます。ＣＯＰＤが重くなると肺がんがみられるようになるのではなく、軽度のＣＯＰＤでもしばしば発見されます。問題は、重

図 1-10　COPDの死因

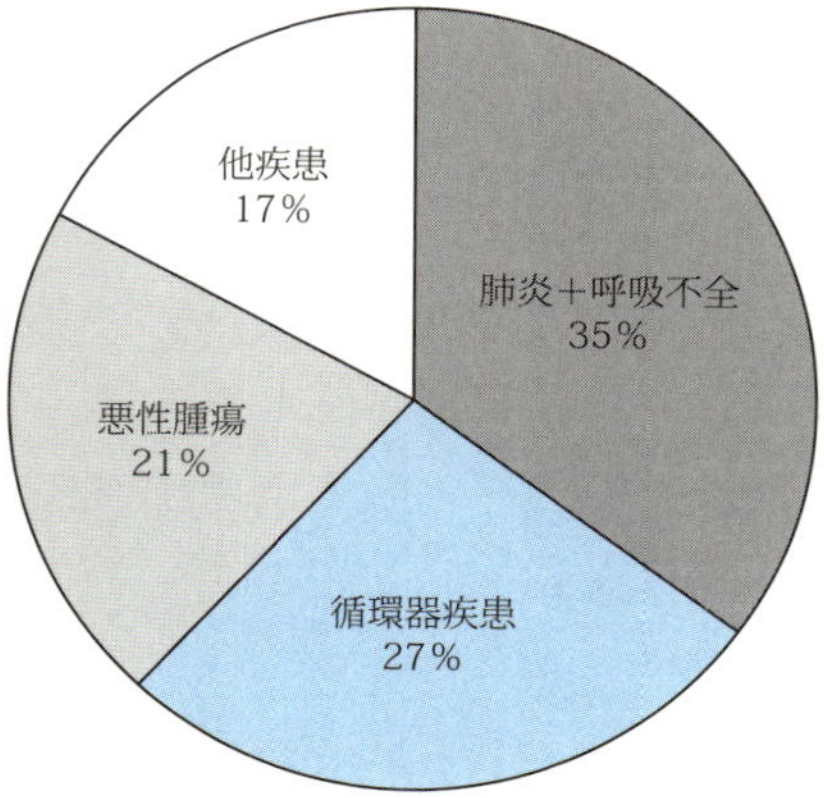

Calverley PMA. N Engl J Med 2007; 356:775

いCOPDでは初期の肺がんの場合でも肺機能が低下しており、手術ができないことがあることです。手術ができた場合でも肺機能がさらに低下することになり、息切れが強くなったり、高度の酸素不足が起こることが避けられません。

COPDという病気がひと筋縄ではいかないのは、肺だけではなく体全体といってよいくらい、ほかの臓器に障害が現れてくることです。これがさまざまに組み合わさって体全体の足を引っ張るようにはたらきます。これらは併存症と呼ばれています。心臓病、高血圧、脳卒中などの原因となる動脈硬化症、糖尿病、骨がもろくなり骨折しやすくなる骨粗しょう症など、中高年でふつうにみられる病気がCOPDと一緒にみられることがわかっています。とくに肺がんは一緒にみられることが多い病気として注目されています（**図1-11**）。

問題はこれらの治療を受けている患者さんが、COPDに気がつかないでいることです。悪くなる時には重なっている病気も同時に悪くなることが多く、治療を難しくさせます。たとえば、COPDと心血管の病変が共存する時にはCOPDの軽い増悪で心不全が一気に悪くなり、血液中の酸素量が減り、また心不全により肺が浮腫《むく》んだ状態となり痰が増え、さらに肺炎を起こすような場合がしばしばみられます。

なぜ多くの病気がCOPDと一緒に起こってくるのかについては長い論争が続いています。これまでの有力な説はCOPDにかかると肺の中に治りにくい炎症が起き、その結果、生じた有害な物質が血液の中に流れ込み、それが全身のさまざまな臓器にやっかいな病気を起こすというものです。その説を支持する有力な根拠となったのが筋肉の変化です。

古くからCOPDには痩せた人と太った人がいることがわかっています。同じCOPDにかかっていながらどうしてこんなに差があるのだろうかと考え、筋肉の変化に目をつけた研究者がいました。COPDの患者さんの協力を得て筋肉のごく一部を研究の目的で切除し（生検と呼びます）、それを顕微鏡で詳しく調べた結果、COPDのごく軽い段階から、手足の筋肉に肺で起こっているのと同じ炎症が起こっていることが明らかになったのです。つまり痩せた人も太っている人も、実は同じように筋肉に炎症を起こしており、手足の筋肉が細くなり筋力が低下していたのです。

　最近、COPDと併存症の新たな関係性を示唆した図が呼吸器の専門雑誌に掲載されました。タイトルは「コペルニクス的転回」。言い得

図1-11　COPDでみられる併存症

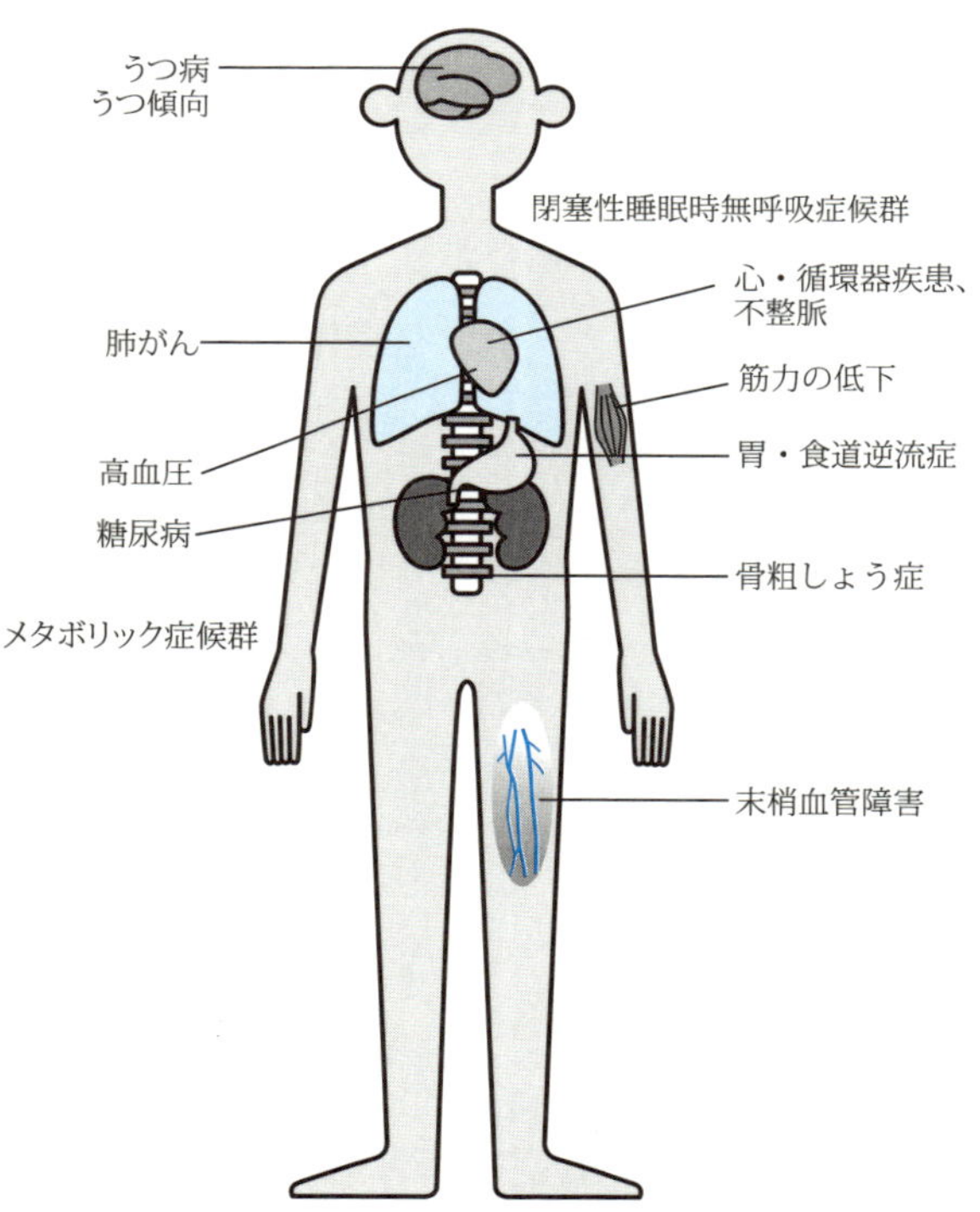

て妙です。TORCH研究の頃は、COPDという病気を中心に多種の病気があるのだと考えられていました。ところが最近の考え方は、「老化」現象の周りに多種の病気があり、COPDという病気もそれを構成する一つだと考えられるようになったのです。つまり、COPDは肺の老化が高度に進んだ状態の現れとも考えられます。

GOLDの報告書2017年版には、考え方の原則が次のように記載されています。やや専門的過ぎるかも知れませんが、治療を受ける側の患者さんにも知っておいてほしい事柄です。

・COPDは他の病気と併存することがあり、治療が複雑となり経過に悪影響を与える。

・しかし、併存症があってもCOPDの

ドクターKIDAのひとこと

併存症に対する考え方

「COPDには多彩な併存症がみられ、それらを含めて全体を治療していかなければならない」と、GOLDの報告書に書かれています。しかし実際には、「言うは易く、行うは難し」であることは容易に想像がつくと思われます。COPDを診る医師は、肺だけでなく心臓、脳にある病変から、脚の動脈硬化が進み動脈が細くなる閉塞性動脈硬化症まで、つねに体全体に目配りをしておかなければならないのです。医師はつねに全身を診よ、と言われます。病気の種類、重症度の違いによりますが、診て判断することはできても、具体的な治療をどうするか、この人にとっての注意点は何かなど、長期にわたる治療が必要な時には、それぞれの専門医の意見を聞いておいた方がよいと思うことがしばしばあります。

基本的な治療方針が変わることはない。また、それぞれの併存症は標準的な治療で行うのがよい。

・肺がんが合併する頻度は高く、これが死亡原因となることが多い。タバコが共通の原因である。

・心臓血管の病気が併存する頻度が高く、これも死亡原因となり得る。COPDの死亡原因の約30%は心臓血管の病気が原因だといわれる。

・骨粗しょう症も併存の頻度が高い病気である。背中や腰が痛いのに加えて息切れがあるという二重の苦しみになる。

・うつ病やうつ状態の頻度が高く、治療の上で患者さんが悲観的、消極的になりやすい。リハビリテーションもうまくいかないようになる。

・胃・食道逆流症の併存頻度も高い。この場合、増悪頻度が高くなることが知られている。

どこにかかるか～呼吸器専門医か、かかりつけ医か

COPDの患者さんの9割以上は、呼吸器の専門医ではない「かかりつけ医」で診療を受けていると推定されています。通院しやすく、高血圧や糖尿病など、他の病気の診療ついでに診てもらえる便利さがあります。もう一つの利点は、COPDで起こる「増悪」は大多数がかぜ症状から始まりますので、その初期治療に便利だという点です。他方、不便な点は、COPDの診療で

決め手となるスパイロメトリーと呼ばれる肺機能検査を実施できないことが多いことです。しかも厳密には、この検査は吸入薬を吸う前後で行うことになっており、他の病気で混み合う、かかりつけ医の診察室でこれを行うことは容易ではありません。

他方、専門医がよいかというと必ずしもそうではありません。専門医に通院する利点は、新薬など最新情報に通じている点、無駄をなくし、必要な点を押さえるということにはうまく対応できることでしょう。ところがやっかいなことに、先に述べたようにCOPDには併存症といわれる他の病気がくっついていることが多いのです。なかには重症の糖尿病が初めて判明することもあり、さらに他の専門医のアドバイスが必要となることがあります。

私は、かかりつけ医から紹介状（診療情報提供書）を書いてもらい、専門医を受診後に症状が改善したら、検査結果やこれからの治療方針を記載した返事（診療情報提供書）を持ち帰ってもらい、再びかかりつけ医で継続した治療を受けることをすすめています。次回の専門医の受診は、おおよそ半年後で十分です。その間に再び悪化した場合には、その都度、受診してもらいます。

本章のエッセンス

・ＣＯＰＤは「増悪」を繰り返すと次第に悪化していきます。増悪の予防と早期治療が何より大切です。

・ＣＯＰＤと並存している他の病気の予防、治療に目配りする必要があります。

2章
COPDの治療と、関係の深い病気について

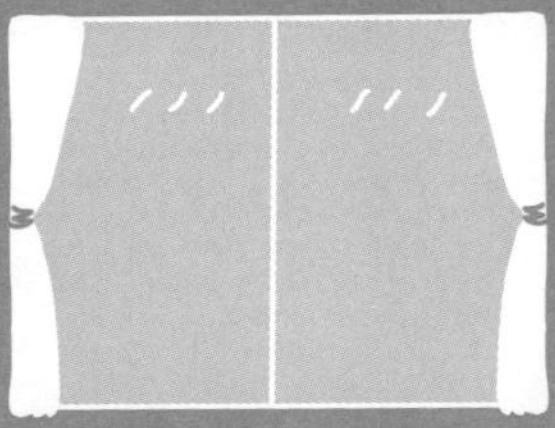

なぜCOPDの治療は難しいのか

COPDとして治療を開始する前に特に注意が必要なのは、喘息や間質性肺炎などのように息切れや喘息発作を起こす他の病気でないことを確認する（鑑別診断をする）ことです。これらの疾患とCOPDとでは、治療法や経過に伴う問題点が大きく異なっています。最近、特に治療を複雑化させているのが喘息、間質性肺炎の存在です。これらはCOPDと重なって発症する場合（併存症）もあるので、治療が難しくなります。

注目される喘息とCOPDの併存～オランダ学説とACOS《エーコス》

オリー教授は1960年当時、オランダのグロニンゲン大学の教授でした。彼はこの年に同大学が中心となって開催したシンポジウムで「喘息、慢性気管支炎、肺気腫はルーツを共通にする一つの病気だ」という説を唱え、そのまとめを『気管支炎』との名称で出版しました。その後、オリー教授の後継者たちが2014年まで継続してシンポジウムを開催し、その説についての知見を補強していきました。病名は、英語では chronic nonspecific lung disease（CNLD）、邦訳すれば慢性非特異的肺疾患と呼ばれました。オリー教授の説はオランダ学説と呼ばれ、英国学説や米国学説との論争が今でも続いています。

英国学説や米国学説では喘息とＣＯＰＤはそれぞれ別の病気であり、治療法は異なるとされてきたのですが、最近はＣＯＰＤの患者さんの一部は喘息に近いのではないかと、オランダ学説を支持する論文が多数出てくるようになりました。

新しい概念～ACOS《エーコス》とは

実は、オランダ学説と英国学説の違いは学問的な論争にとどまらず、実際の診療現場では、最近になって大変重要な関心事となっています。喘息の治療で大切な薬は吸入ステロイド薬です。吸入ステロイド薬が使われるようになり、喘息の治療は各段に進歩しました。喘息で亡くなる人が減ったというデータがはっきりそれを証明しています。今や喘息の治療の主役が吸入ステロイド薬であることを疑う医師はいません。ＣＯＰＤの一部が喘息に近いのなら、吸入ステロイド薬が効くＣＯＰＤの患者さんがいるということになり、これはＣＯＰＤの治療を前進させる朗報となります。

最近の研究から、両方のグレーゾーンにまたがると考えられる人が、ＣＯＰＤの患者さんの30％以上もいるらしいことがわかってきました。幼少期に喘息であった人が思春期以降には喘息が治っていたのに、中年期（40歳）以降に再びゼイゼイするようになり、肺機能検査の上ではＣＯＰＤの領域に入るという患者さんです。これは日本語ではＣＯＰＤオーバーラップ症候群、英語ではＡＣＯＳ（asthma and COPD overlap syndrome の略）と呼ばれています。

ＣＯＰＤと喘息が併存している患者さんでは頻回に増悪が起こり、肺機能が悪くなりやすいといわれています。実際、私が診ているＡＣＯＳの患者さんはたくさんいますが、通常のＣＯＰＤよりも治療が難しく思うことがしばしばです。

追跡調査：40年後の喘息患者からみえてきたこと

１９５７年当時、６〜７歳で喘息と診断され治療を受けていた人たちを40年間追跡調査し、50歳になった時点でまとめた英国での研究があります。これによると幼少期に重症の喘息であった人の44％が50歳の時点でＣＯＰＤと診断されています。この人たちは、タバコを吸っていたかどうかに関係なくＣＯＰＤとなっていました。

彼らの50歳までの肺機能検査の変化を示したのが**図２－１**です。驚いたことに、グラフのいちばん下の人たちは10代の終わりにすでに肺機能が基準を下回り、ＣＯＰＤの範囲内に入っていました。この人たちは身体の発育は正常そのものですが、肺の成長過程で問題があり、気管支のサイズ（内径）と肺全体の容積のバランスが悪くなり、空気を出す機能が低下していたのです。

私が診ている、息切れ、喘息で苦しんでいる35歳の青年がいます。彼の気管支は肺の大きさに比べて明らかに細く肺の容積も小さくなっています（**図２－２**）。通常の薬では治らず自宅で酸素吸入を行うようになり、ようやく熟睡できるようになりました。しかし、わずかの受動喫煙があったり、大気中のＰＭ２・５の濃度が高くなるたびに夜中に強い発作を起こしています。

図 2-1　幼少期喘息の肺機能変化

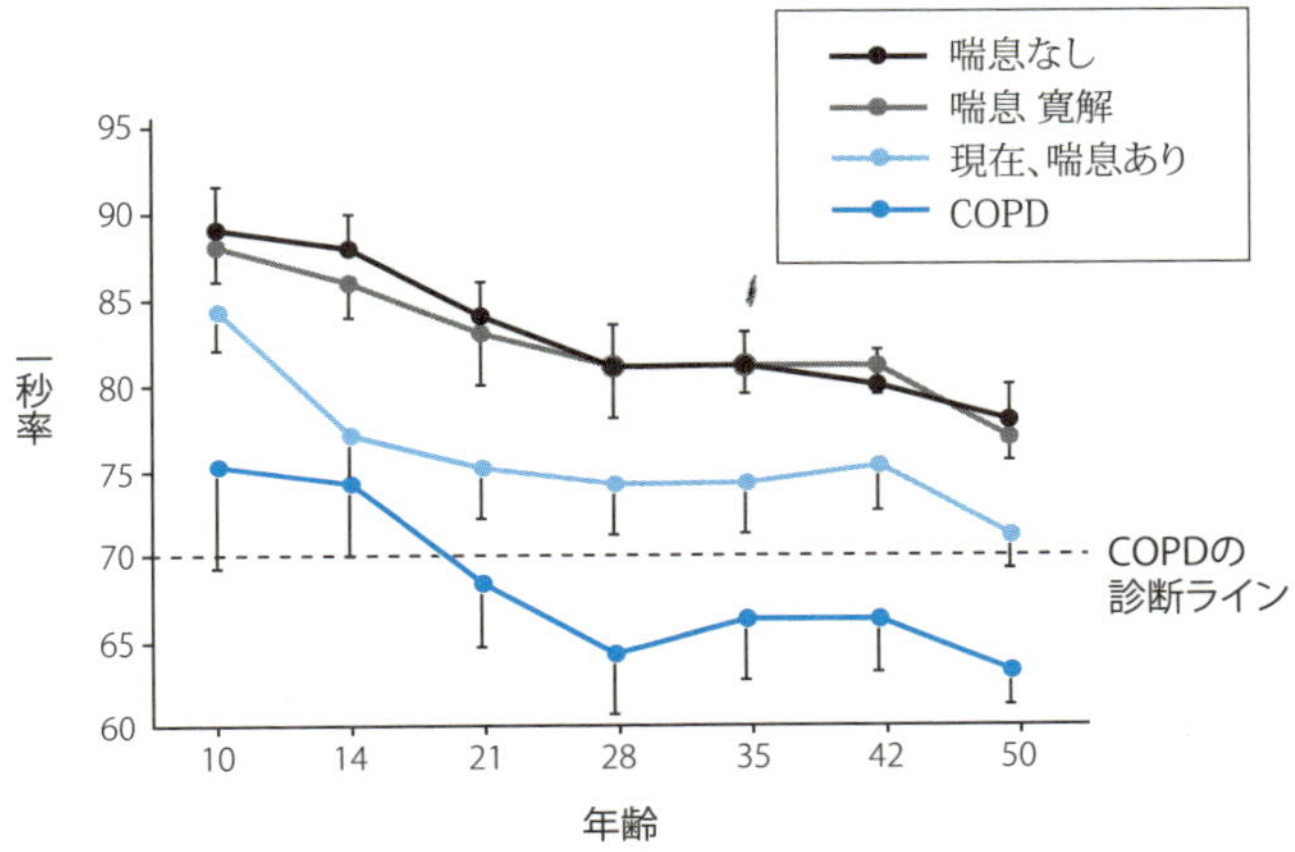

Tai A, et al. Thorax 2014; 69:805

図 2-2　胸部CTを3D処理した像

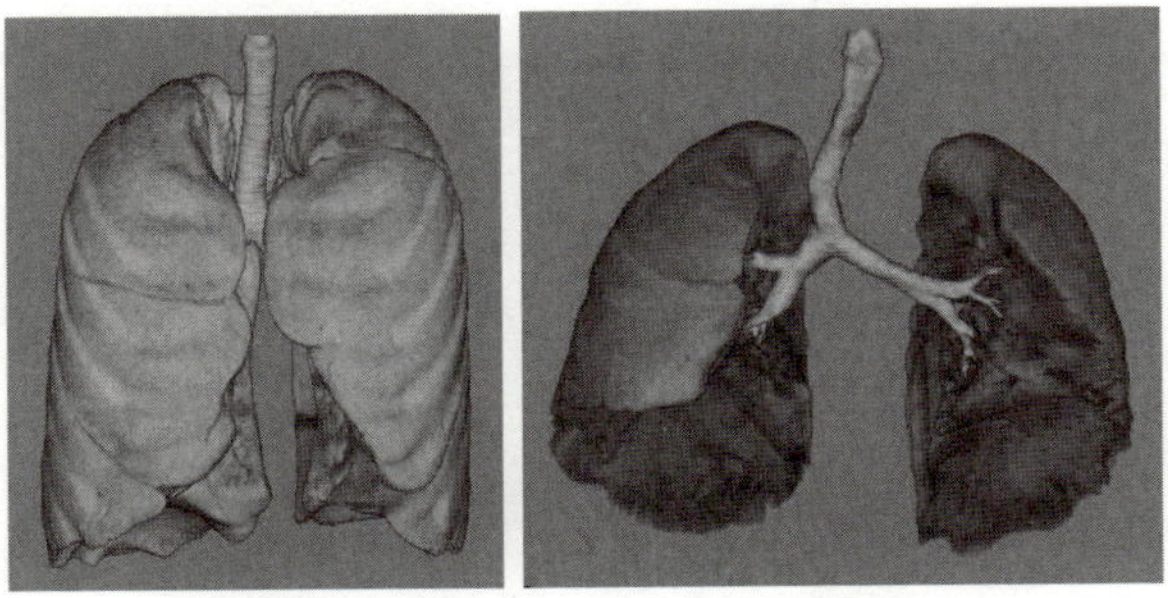

35 歳の健康人　　35 歳の重症喘息患者

ドクターKIDAのひとこと

オリー教授と私

私は失礼ながらオリー教授はとっくに物故されたと思い込んでいました。1999年、米国のアスペンで開催された小さな学会でオリー教授を紹介された時、ご健在だと知りとても驚きました。その時、一緒に撮った写真が**図2-3**です。2014年の暮れに米国、デンバーのコロラド大学で看護師をしていた古い友人、ルイーズ・ネットさんが送ってくれたもので、こんな写真があることは私も知りませんでした。

数年前、オリー教授が亡くなられたことを聞きました。その学会での最後の講演は、小さな弱々しい声でしたが、オランダ学説がなおも健在でありその論争が続いていることを話し、若い世代に今後の研究を委ねるとお話しされたのがとても印象的で、心から感動しました。

図2-3 オリー先生(左)と著者

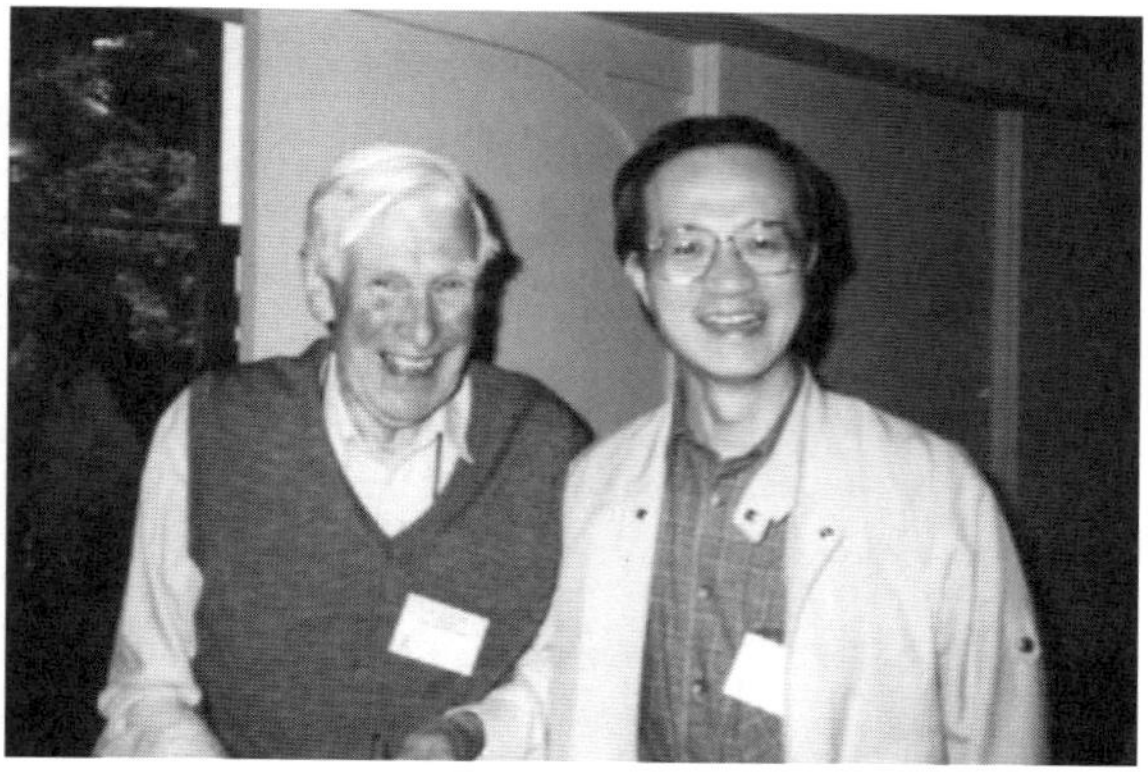

オランダ学説と英米学説で新たに問題となってきたこと

オリー教授の研究の後継者でもあるオランダのグロニンゲン大学のポストマ教授は、2015年、米国のアレルギーの専門雑誌にハーバード大学の研究者と共著で現在までに明らかにされたこと、将来の課題をまとめています。

COPD、喘息の両者はいずれも多彩な〝顔つき〟をもつ病気であり、その境目となるACOSには複雑な問題が横たわっているとし、特に次のような点を指摘しています。

1 喘息を発症することになる病歴として幼少時のアトピー性皮膚炎や気管支炎を繰り返したエピソードがあるか
2 血のつながりのある家族に喘息やアレルギーを示す人がいないか
3 咳や痰、息切れがないか
4 注意深い診察が参考となる
5 食べ物のアレルギーやアトピー性皮膚炎がないか
6 細菌やウイルスの感染がきっかけとなり、悪化することがある
7 大気汚染、室内の汚染、受動喫煙がなかったか
8 肺機能検査で空気が通りにくいような徴候がないか
9 血液の中の好酸球の増加がないか

ＡＣＯＳが起こる3つの要因

ＡＣＯＳはどのように起こるのか、現在３つの可能性が指摘されています。

第１は、前述の幼児期における肺の発達障害がある場合、第２は喘息の体質をもつ人がタバコを吸った、あるいは受動喫煙の被害を受けたという場合です。第３は、ＣＯＰＤ自体が重症になると肺が膨らみ過ぎとなり、気管支を外から押さえるようになり、炎症を起こし細くなった気管支がさらに細くなりＡＣＯＳになった、というものです。

喘息の新しい考え方～多様な喘息

喘息は、先進国では人口の５～10％にみられるというほど頻度の高い病気です。喘息は典型的には咳込むような発作が時々起こり、息苦しいのですが、発作のない時は息切れで苦しむことはありません。喘息の実態は、気道と呼ばれる気管支の広い範囲に起きる、治りにくい炎症とされています。

近年の研究では、喘息はＣＯＰＤよりもさらに多くに分類されるようになりました。喘息はアンブレラ・タームともいわれ、その中身はまるで傘を広げたようだともいわれます。起こり方、治療法が異なる多種の喘息が知られています。このため、治療の最前線では混乱が続いています。２００６年、英国の有名な臨床雑誌『ランセット』は、「喘息という病名はもう捨て去る時期だ」という衝撃的な論文を掲載し話題になりました。

新しく分類された喘息について簡単に紹介します。

- **小児喘息：**古くから喘息は免疫反応の異常として知られ、関係する細胞の種類によりTh1とTh2の2つに分類されています。40%がTh2関連の喘息で、アトピー性皮膚炎を伴い、子どもの頃からみられ、小児喘息と呼ばれるものです。小児喘息では発症に関係する遺伝子が発見されています。

ちなみに大人になってから起こる喘息では、アトピー性皮膚炎は4%にしか起きないことが知られています。

- **好酸球が増えている成人喘息：**副鼻腔炎や鼻のポリープがある人にみられ、半数では好酸球という血液の細胞が増えています。この中には、鎮痛薬を服用した時に起こる喘息もあります。これはアスピリン喘息と呼ばれています。市販の鎮痛薬や湿布薬に含まれているNSAID《エヌセイド》という薬を含むものが危険です。
- **運動誘発喘息：**オリンピックに出場したスケート選手が、運動を始めると苦しくなると報じられてから有名になりました。
- **肥満に関係した喘息：**高度の肥満の人は歩く時にふうふう言いながら呼吸をしています。肥満は脂肪組織に炎症を起こした病的状態であり、この炎症が気管支にも波及して喘息が起こるといわれています。
- **好中球により起こる喘息：**喘息が長年続くとCOPDに近い状態になってきます。広い範囲の気管支に炎症が起こり、しかもそれが長びくと血液の中の好中球が気管支の壁で活発にはたらく炎症が起きます。この炎症がより細い気管支の方まで広がっていく結果、COPDに近づくといわれています。

・その他（薬で起こる喘息）：

ACE《エース》阻害薬と呼ばれる高血圧の薬の副作用で咳が起こることは古くから知られています。また緑内障の治療の点眼薬でβ《ベータ》ブロッカーを含むものは喘息を誘発したり、悪化させたりすることが知られています。

これらの喘息を含めた、喘息の症状を、年齢と種類でみると**図2-4**のように示されています。

図 2-4　年齢と多種の喘息

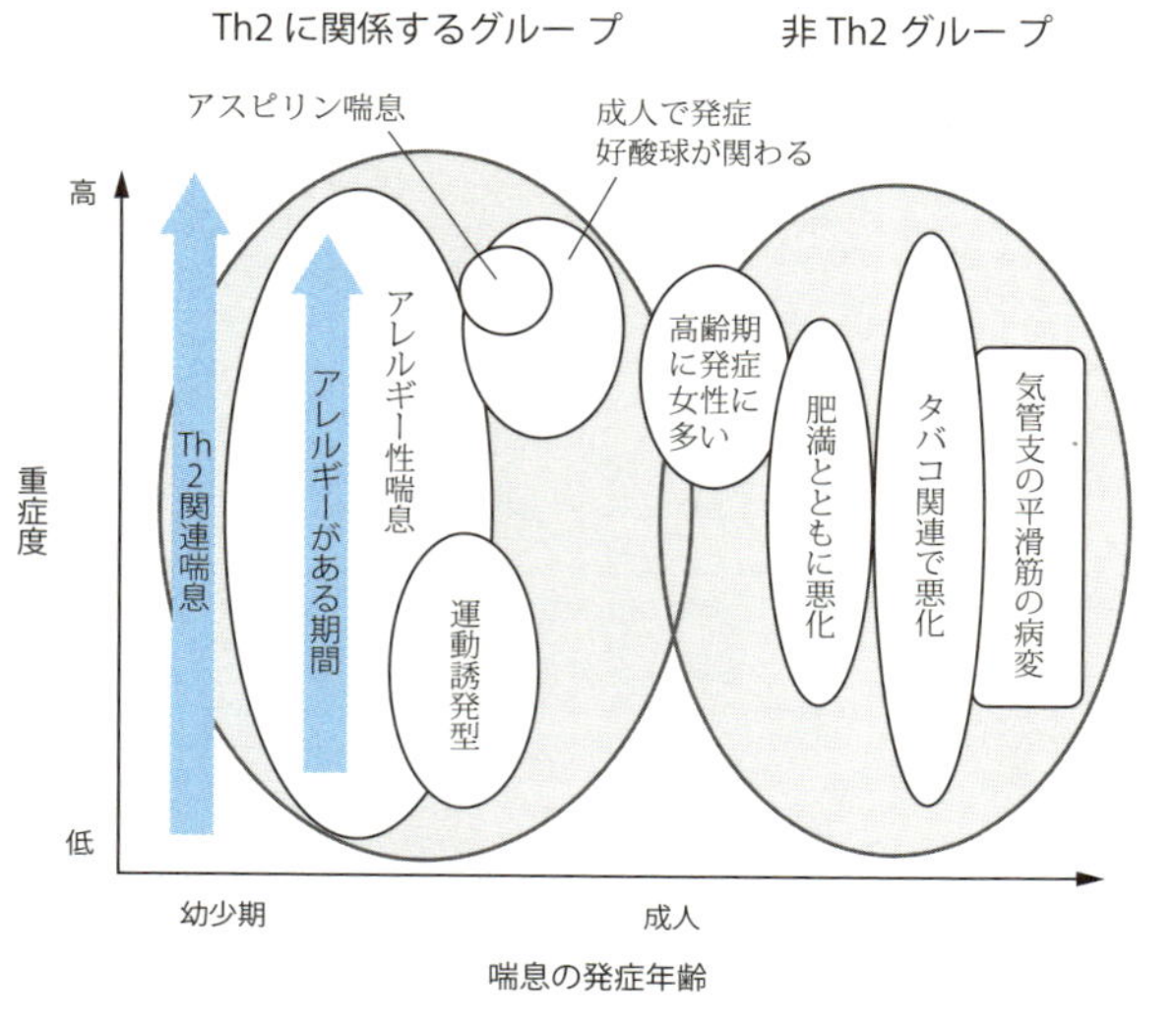

Nat Med 2012; 18:716 を改変

注意したい間質性肺炎との併存

ＣＯＰＤと間質性肺炎の両方を持っている患者さんがかなりいることも、わかってきました。典型的なのは、肺の上の方が高度の肺気腫で、下の方に間質性肺炎がある場合です。ＣＯＰＤ兼間質性肺炎は、略してＣＰＦＥ（combined pulmonary fibrosis and emphysema の略）と呼ばれます。これに該当すると息切れはさらにひどくなり、歩く時などの酸素不足はさらに強くなります。

やっかいなことは肺がんの合併が高くなることと、肺と心臓をつなぐ肺動脈の血圧が高くなる肺高血圧症を起こしやすくなることです。さらに、スパイロメトリーという肺機能検査では肺気腫をもつＣＯＰＤは空気が気道を通りにくい閉塞性換気障害を示し、間質性肺炎では肺の容積が小さくなる拘束性《こうそくせい》換気障害を呈するということで区別されてきましたが、ＣＯＰＤと間質性肺炎が併存すると、互いの傾向が相殺され、わかりにくくなります。つまり重症のＣＯＰＤの患者さんが間質性肺炎を併存すると閉塞性を示さなくなり、正確な診断も難しくなります。

ＣＯＰＤと間質性肺炎の両方をにらみながら治療を進めることになりますが、どちらかといえば間質性肺炎の存在の方が治療を難しくさせます。診断の決め手は胸部ＣＴの所見です。

間質性肺炎はどんな病気か

ＣＯＰＤは簡単にいえば肺が過膨張となる膨らみ過ぎが問題となる病気ですが、これと対極にあるのが間質性肺炎です。肺がゆっくり縮んで小さくなる病気です。ＣＯＰＤと同じように息切れが強くなり血液中の酸素不足を起こします。

間質性肺炎という病気を患者さんや家族にわかりやすく説明するのは、簡単ではありません。日本呼吸器学会のホームページ（２０１７年８月現在）には、「市民のみなさまへ」という欄があり、間質性肺炎について次のように説明しています。

「肺は肺胞というブドウの房状の小さな袋がたくさん集まってできています。間質性肺炎は、肺胞の壁に炎症や損傷が起こり、壁が厚く硬くなるため（線維化）、酸素を取り込みにくくなる病気です。間質性肺炎の原因は様々ですが、原因不明のものを特発性間質性肺炎（ＩＩＰｓ）と総称します。ＩＩＰｓは主要な６つの病型、稀な２つの病型および分類不能型に分類されます。

ＩＩＰｓのなかでは特発性肺線維症（ＩＰＦ）が80〜90％と最も多く、次いで特発性非特異性間質性肺炎が５〜10％、特発性器質化肺炎が１〜２％程度です。わが国におけるＩＰＦの調査では、発症率が10万人対２・２３人、有病率が10万人対10・０人とされています。ＩＰＦは50歳以上の男性に多く、ほとんどが喫煙者であることから、喫煙が「危険因子」であると考えられています。

初期には無症状のことが多く、病状がある程度進行してくると動いた時の息切れや痰を伴わない咳を自覚します。

問診、身体診察に加えて、胸部X線や胸部CT、呼吸機能検査、運動時の血液中の酸素の量の低下の割合などから病状を評価し、病型の分類を推測します。気管支鏡検査により肺胞の洗浄検査等を行うこともあります。最も正確な診断は肺の組織検査によって行われますが、全身麻酔による手術を必要とするため、患者さんの状態によって施行すべきか検討します。

病状がある程度進行したIPFでは、抗線維化薬（ピルフェニドン、ニンテダニブ）により病気の進行を緩やかにできる場合がありますが、効果には個人差があります。その他の病型のIIPsでは、多くの場合ステロイド薬（副腎皮質ホルモン薬）や免疫抑制薬が適応となります。病気が進行すると呼吸不全となり酸素吸入が必要になることもあります。

かぜなどをきっかけとして急激に病状が悪化すると、全体に蜂の巣状に変形し、非常に致死率の高い状態になることがあります。このようなことを防ぐために、日常の手洗い、うがいを徹底するとともに、肺炎やインフルエンザのワクチンを受けておくことが推奨されます。

IPFは一般的には徐々に肺の線維化が進行していく病気で、平均生存期間は欧米の報告では診断確定から28～52か月、わが国の報告では初診時から61～69か月とされていますが、病状の経過は患者さんによって様々です。特発性非特異性間質性肺炎や特発性器質化肺炎は一般に治療がよく効きますが、中には徐々に悪化していく場合もあります。」（一部修正）

この説明からは、難しい病気を短く説明しようとして苦労している様子が読みとれます。

間質性肺炎は多種に分けられています。その中で「特発性間質性肺炎」と診断されるグループには、ある程度の効果が期待できる新しい薬が近年使われるようになりました。他のグループの間質性肺炎については、評価に耐える科学的効果は証明されていません。また、薬の効果は限定的であり、副作用もあり得ますし、いずれにしても高価です。じゅうぶん説明を聞き、自分で納得した上で判断すべきです。

間質性肺炎で受診する3つのきっかけ

①長い坂道や階段を上る時に息苦しさを感じるようになった

息苦しさが、数日間で急激に進んだ場合はより重症です。間質性肺炎が経過中に暴走した急性悪化の場合が多いからです。他方、数か月間、場合によっては1、2年間のうちにゆっくり進んできたという人もいます。

②空咳が続く

数か月にわたって続く治りにくい咳は怪しくなります。多くの患者さんはかぜが治らないので困っていると言います。かぜの大多数はウイルスの感染で起こり、インフルエンザはその代表格ですが、通常は発症してから1週間～10日間で治ります。またかぜの場合、症状のいちばん重いピークがはっきりしており、それを越えると日ごとにすっきりしてくることも特徴です。この期間を超えても症状が続く場合は、かぜと思い込んではなりません。

ドクターKIDAのひとこと

難しい間質性肺炎と出合って

間質性肺炎は多くの呼吸器の病気の中でも診断や治療にてこずるやっかいな病気です。私が研修医であった頃でさえ、間質性肺炎には150種類以上があるといわれました。この50年近くの間に詳しい原因がわかり新しく分類されたものもありますから、さらに増えていることでしょう。

私は呼吸器内科、血液内科で研修医時代の大半を過ごしましたが、そこで最初に出合ったのがとびきり難しい間質性肺炎でした。その患者さんは37歳の男性で、坂道を上る時に息が苦しいという理由で大学病院に入院してきました。胸部のX線写真では左右の肺に淡い影が見られます。５年前に別の大学病院に入院し、肺の手術を受けたということでした。

患者さんは生まれつき皮膚、毛髪の色素がない白皮症（白子）であり髪の毛も薄茶色、眼は薄い青色調で、まるで白人のようでした。詳しく聞くと某大学で行われた手術というのは胸部を切開して肺の一部を切りとる肺生検であったことがわかりました。結果をそこに問い合わせると、間質性肺炎だということを確認するために行ったとの返事がきました。手術で切りとった肺の病理検査では間質性肺炎でした。しかも今回の入院はそれが急に悪化した状態で重症です。

この白皮症で間質性肺炎の患者さんの病気は、ハーマンスキー・パドラック症候群という当時聞いたことがない病気で、しかも遺伝子の異常で起こる珍しい間質性肺炎だと知ったのは、それから20年以上も経ってからでした。

間質性肺炎が家族内で発症しやすいケースがあることは、知られていましたが、遺伝子の研究が進み、起こしやすい体質をもった人がいることがはっきりしてきました。

コラム

リーボウの博物館を訪ねる

近代における間質性肺炎の研究は、リーボウ（Averill Abraham Liebow）という米国の病理学者によって始められました。１９７０年代半ばのことです。私が呼吸器専門医をめざした40年前は、彼の名前を知らない人はいないくらい光っていました。彼がいた米国、カリフォルニア大学サンディエゴ校には、リーボウの博物館（ミュージアム）があるというのです。博物館といえば、わかりやすく主要なものが展示してあり、それに解説がついている、その場面を想像して、とても訪ねたくなりました。

１９８１年の春のことでした。一般公開はしていないが調べるうちに博物館を管理、守っている人はアブラハム博士という若い病理学者であることがわかりました。その人にリーボウの博物館をぜひ見せてほしいと手紙で頼みこみました。何度かの手紙のやりとりでOKがでましたので、学会のついでを利用して訪ねることにしました。しかしこちらの予定は土曜日のお昼過ぎでなければどうしても時間が取れない。サンディエゴはロサンゼルスから車で2時間余りのところでやや不便でしたのでレンタカーを利用し、知らない道を南に向かって運転。サンディエゴ校についたのは約束の時間よりも大幅に遅れ、3時過ぎとなりました。それでも彼は待っていてくれました。

サンディエゴ校は米国では規模の小さな大学ですがノーベル賞級の学者を輩出している有名な大学です。彼が「ここがミュージアム」と案内してくれた場所は、小さな部屋一つきりでした。そこにはスチール製のロッカーがところ狭しと立ち並び、窓ぎわに小さな顕微鏡が1台置いてあります。これがミュージアム？　私は絶句しましたが、案内してくれたアブラハム博士の説明はこうでした。リーボウは長年にわたってここサンディエゴ校で肺の研究を続けていた。この部屋こそが彼が研究を続けていた部屋で、このロッカーの中には彼が研究していた標本がある。どれを自由に見ても良いからと。

ロッカーを一つずつ開けて見ていくうちに、リーボウがどのようにして間質性肺炎の研究を進めていったかが、おぼろげながらわかってきました。資料の中には原爆投下後、数日を経た時点で彼が米国の医師団の一人として広島で調査を行っていたことを示す論文がありました。日本の学者との共同研究であり、なんと日本語で書かれていました。そしてロッカーの中にあったのは一人ひとりの間質性肺炎の患者さんの記録でした。それも全世界の専門医からの相談の記録です。肺の一部を切り取った生検の顕微鏡用の標本が並んでいます。

典型的なものではこうでした。最初に主治医からこんな患者さんを診ているのだが病気の種類がわからないという詳しい説明、X線写真のコピーがあり、そのあと肺の標本があり、ついでその患者さんがどのような治療を受けたかが付け加えられています。それらすべてに対して、リーボウが自らの考えをわかりやすく根拠を示して説明しています。中には治療後に患者さんが亡くなったあとに主治医から治療効果を細かく説明した文書が入ったものもあります。

このようなファイルが1万件近くあるのです。私は数時間その部屋で過ごしたのちに、リーボウがどのような経験から、あのわかりにくい間質性肺炎を病理学の立場で当時5つに分類したかが推測できました。また臨床医の立場で研究を進めるとすれば、一人ひとりをできるだけ丁寧に診ていくことの大切さ、自分が診なくともその後を引き続き診てくれる他の医師との綿密な連絡、多数のデータを自分の中で整頓することにより病気を研究する手法などを学んだ気がしました。

③健診の胸部X線写真の結果で、間質性肺炎が疑われた

健診では必ず胸部X線写真が撮られますが、淡い陰影や蜂の巣のような像が肺の下の方に見られる場合に強く疑われます。私が今診ている患者さんの中にも、間質性肺炎で治療中の人がかなりいます。そのほとんどは他の病院で胸部のX線写真を撮って初めて間質性肺炎を指摘された人です。典型的所見は左右の肺で広い範囲にわたり白く、あるいは毛羽立って多数の線が複雑に入り混じって見えます。進行したCT像では肺の下の方では蜂の巣のように見えるようになります。

最近明らかになった間質性肺炎の実態

① 薬が起こす間質性肺炎

間質性肺炎は増えてきています。日本だけではなく欧米でも同じ傾向があるといわれていて、何かしらわかっていない共通の原因があってじわりじわりと忍び寄ってくるようで、とても不気味です。そのような中でも、近年明らかにされた原因がいくつかあります。その一つが薬剤による副作用です。

古くは慢性肝炎やかぜの治療に使われた小柴《しょうさい》胡《こ》湯《とう》が間質性肺炎を起こすことがわかり、漢方薬には害がないと思っている人たちに衝撃を与えました。最近では肺がんの治療薬、ゲフィチニブ（商品名イレッサ）が副作用で間質性肺炎を起こし、肺がんよりも間質性肺炎で亡くなった方が多数あり社会的問題となりました。実はイレッサだけではなく、近年販売となっている多くの薬の副作用で起こる間質性肺炎が知られています。これは薬剤性間質性肺炎と呼ばれています。新しい薬は古くから使われてきた薬よりも「切れ」がよいといわれます。昔の薬より効果がはっきり出るということでしょう。効果がはっきり出るが副作用もはっきり出ることが多く、やっかいです。

患者さんに薬の説明をすると、副作用のない薬にしてくださいという人がいます。当然、そうしたいと思っていますが、残念ながら薬では作用と副作用は表と裏のいわば一体化した関係です。副作用のない薬はないということをはっきり認識してほしいと思います。重い副作用を避けるために、医師と患者さんは互いに連絡を取り合い二人三脚で走っているつもりでいなければなりません。

②羽毛やカビの吸入が起こす間質性肺炎

２０１３年11月、前述の英国の臨床医学雑誌『ランセット』にびっくりするような論文が載りました。間質性肺炎が疑われた計３００人余りの患者さんについて診断が正しいかどうかを精査し、最終的に間質性肺炎が確実な46人を選びました。そのうちの20人は過敏性肺炎であり、しかも羽毛の入った布団や枕、ダウンジャケットを長年使っていたことが原因ではないか、と推定されたのです。

過敏性肺炎は、湿った床などに生えているカビや動物や鳥の糞や羽毛などを繰り返し吸い込んでいるうちに、肺が感作《かんさ》と呼ばれる過剰の反応を起こすようになり、その後に同じもの（抗原）を吸うと肺胞にアレルギー反応による炎症を広い範囲で起こす疾患です。鳥が原因の場合を鳥飼《とりかい》病《びょう》と呼んでいます。炎症が長い間（数か月～数年）続くと次第に肺胞の壁は厚くなり元に戻らなくなります。慢性化し、間質性肺炎から肺線維症《はいせんいしょう》という状態になってしまうのです。過敏性肺炎は身近なところにあるものを繰り返し吸うことで起こるので、職業環境やペット飼育など住んでいる生活環境に大きく影響されます。たとえばじめじめした梅雨から夏にかけて、風呂の床などに生えるカビが原因で起こる夏型過敏性肺炎はトリコスポロンというカビが原因です。今から30年以上前の時代には木造の古い家が多く、カビを吸って肺に間質性肺炎を起こす人が西日本に多くみられ、社会問題となりました。

鳥飼病は、鳩やインコを飼っている人やその周囲で発症することがある病気です。家の中でインコを放し飼いにしていて重症の間質性肺炎となり、受診した患者さんを私も診たことがあります。しかし先の論文に取り上げられた例は、生きている鳥を飼っているわけでもないのに、ダウンジャケットや羽毛布団を使っている人の一部に、このやっかいな間質性肺炎を起こす人がいるというのです。おそらく古くなったダウンジャケットから漏れ出るほこりはごく微量でしょう。それでも間質性肺炎を起こすことがあると、この論文は警告を発しているのです。私たちの住んでいる環境は急速に変わってきています。

さらに、2017年3月、イギリスの呼吸器専門誌『ソーラックス』にスコットランドのバグパイプ演奏者の死亡例が報告されましたが、バグパイプの中のカビを繰り返し吸ったことが原因と推定され、話題となりました。この患者さんは7年間、間質性肺炎の治療を行っていました。残念ながら生前に原因が究明できませんでしたが、意外な生活習慣が原因で起こった間質性肺炎のケースという点で重要な警告となりそうです。

③原因不明・難病指定の特発性《とくはっせい》間質性肺炎

粉じんの舞うような職場でマスクなしで働いていた人に間質性肺炎が起こることがあり、職業性間質性肺炎と呼ばれています。また、関節リウマチのような膠原病に伴って間質性肺炎が起こることもよく知られており、この場合には膠原病に関連した間質性肺炎と呼ばれます。これらとは別に、原因が特にわからない場合を特発性間質性肺炎と呼びます。

特発性間質性肺炎の患者さんはわが国の調査では、10万人あたり約10人だといわれています。米国でははるかに頻度の高い病気で10万人あたり63人、他方、欧州では23人といわれています。日本人に少ないのではなく、日本では専門医のところで厳密に検査し区別する結果、他国に比べて少ないのかもしれません。本当は病気があるのだけれども気づいていない人まで入れると、この10倍以上の患者数になるという意見もあります。

特発性間質性肺炎は男性に多く、特に50歳以上に発症する人がほとんどです。特発性間質性肺炎の原因として注目されるのが喫煙です。いまタバコを吸っている人だけでなく、過去に吸っていた人でも発症の頻度が高いことがわかっています。

特発性間質性肺炎は難病に指定されており、医療費の公費負担制度があります。間質性肺炎は治療費がかさむので、特発性間質性肺炎と診断されるかどうかは患者さんにとってとても重要なことです。

特発性間質性肺炎の主な症状は、痰がほとんど出ない空咳や階段や坂道を上る時の息苦しさです。この病気は多くの場合、ゆっくり進行することが知られています。中には数日で重くなる肺炎のような経過が早いもの、反対にゆっくり進む慢性のもの、その中間の亜急性《あきゅうせい》と呼ばれるものがあります。慢性に進行する場合には少しずつ進むので、息切れが強くなってきているのになかなか気が付かない人が多いようです。駅の階段を上るのに同世代の人よりも遅れていくようであれば、何か異常なことが起こっていると思ってください。また、空咳が止まらない場合も、多くの患者さんはかぜが治らないだけと思いがちですが、2週間以上、咳が止まらない場合には間質性肺炎などの可能性もあるため、受診をおすすめします。

間質性肺炎の早期発見のヒント

① 早期発見のヒント1　バチ指と胸部聴診

間質性肺炎の診断においても、太鼓のバチのように膨らんでいるバチ指（29頁）と胸部聴診が早期発見には重要です。

不思議なことに、この指先の変化はほとんどの人が言われるまで知らなかったと言います。ニーチェは、「知らないものは見えないのだ」と言いましたが、知らなければ自分の体の変化であっても気づかないことが多いものです。

次に私たちが診断で重視しているのは、胸部の聴診での異常です。聴診器による聴診は、丁寧に聴くと肺の内部に起こった状況がよく推定でき、いつでも簡単にできるので、まことに重宝です。

間質性肺炎では背中側で肺の下（腰に近いところ）に聴診器を当てると、ちょうどマジックテープをはがすようなバリバリする音が聴かれるのが特徴的です。左右の肺で同じように聴かれることがふつうです。これが聴かれれば間質性肺炎がありそうだと見当をつけます。

②早期発見のヒント2　胸部X線写真

間質性肺炎は肺胞の壁や間質と呼ばれる肺の広い範囲に治りにくい炎症があることが特徴です。健康な人の肺の容積は5リットルくらいあります。患者さんに説明する時にはバケツを伏せたような大きさと説明するとわかってもらえます。間質性肺炎ではこの容積が小さくなっていくのです。肺に起こる炎症は主に肺の下の方から進んでいきます。肺は構造的に、外側に近いところの方が内部よりも息を吸ったり吐いたりした時に動きが大きいものですが、間質性肺炎は肺の外側の方から炎症が広がっていくことも特徴です。肺の外側から起こるので聴診で聴きやすいということがあります。また、胸部X線写真では網の目のようであったり蜂の巣のように見えることがあります。**図2-5**は典型的な特発性間質性肺炎の患者さんの胸部X線写真です。

③早期発見のヒント3　胸部CT撮影

CTはコンピューター断層撮影のことです。間質性肺炎の研究はヘリカルスキャンや高分解CT（HRCT）といった機器のおかげで大きく進歩しました。X線写真ではおぼろげな混在した陰影が、HRCTでは実に細かく読み取れるようになってきています(78頁コラム)。（**図2-6**）

図 2-5　特発性間質性肺炎の胸部X線写真（正面像）

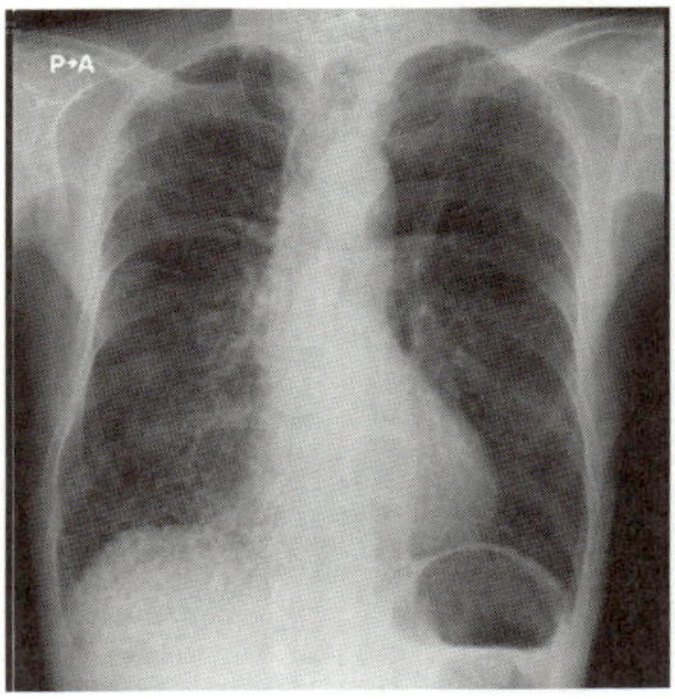

肺の下の方が毛羽立っている。
肺の容積が全体として縮んできている。

図 2-6　特発性間質性肺炎の胸部CT像（HRCT）

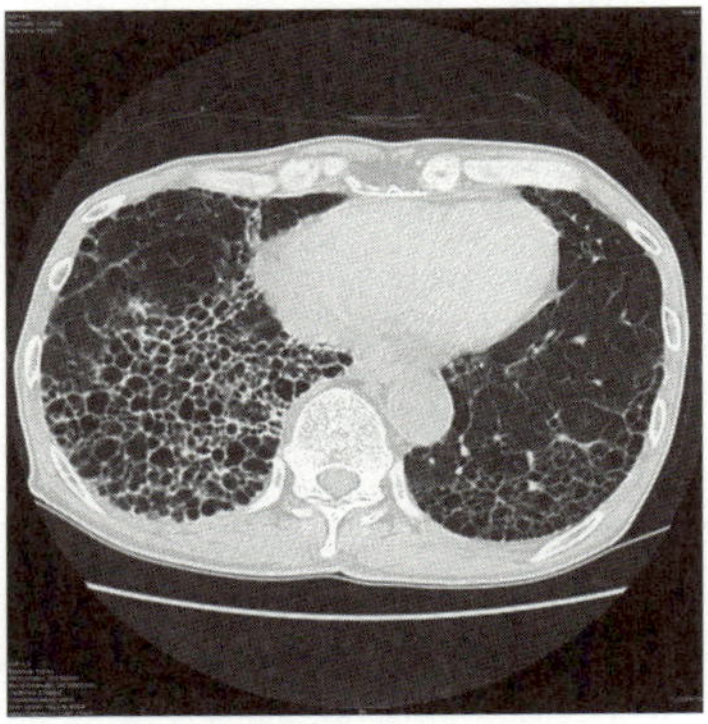

肺の下の方で背中側の断面では蜂の巣状になっている。
この人では右側が強いが、左右が同程度であることが多い。

④早期発見のヒント4　その他の検査

・肺機能検査

間質性肺炎が進行していくと肺の容積が次第に縮み小さくなっていくことは、先に説明しました。その結果、肺活量が減ってきます。

肺の病気は、X線写真やCTでの構造の変化と合わせて肺のはたらきがどのように変化したかを読み取ることが、治療の方針を決める上で大切です。薬による効果を判定する場合にも、肺機能検査はとても役立ちます。特発性間質性肺炎では、薬が効いたかどうかの判断は肺活量が増えてきたかどうかで判断します。

・血液検査

間質性肺炎の場合に血液に見られる特徴的な変化がいくつかあります。KL・6（シアル化糖鎖抗原）、SP・D（肺サーファクタント　プロテインD）、SP・A（肺サーファクタントプロテインA）と呼ばれる検査項目の値が高くなることが特徴です。一般的に、重症になればなるほど値が高くなります。これらすべてが揃って上がる場合と、KL・6だけが上昇し、SP・Dが少しだけ上昇するような場合もあります。

・気管支鏡による検査

治療薬が効く可能性があるかどうかを決めるために、気管支鏡を使って肺の一部を生理食塩水で洗い、それを回収するという検査を行うことがあります。回収した液の中にリンパ球が多く含まれていればステロイド薬などがある程度、効く可能性があります。また胸部CTで淡く白く見える場合に細菌などによる肺炎や肺結核ではないかという疑いが生ずることがあります。回収した液の中に結核菌が見つかれば結核と判断されます。

患者さんに苦痛が伴うという点では気管支鏡は胃カメラと同じですが、通常でも食べ物が入る胃と異なり、空気以外は入らない肺にチューブを入れ、さらに生理食塩水を入れるわけですからかなり苦しい検査です。しかし、間質性肺炎では利用できる薬の種類が限られているので、まず効果を予想するという目的では気管支鏡は大切な検査です。

同じような意味で、病気の部分の肺を切り取り肺の組織を調べる検査「肺生検」が必要になることもありますが、気管支鏡検査、高分解ＣＴ（ＨＲＣＴ）でかなり厳密に診断が可能となりましたので、以前ほど重要視されてはいません。

ドクターKIDAのひとこと

進化した胸部CT撮影
「ヘリカルスキャン」と「高分解CT（HRCT）」

CT装置は英国人、ハウンズフィールドによって1967年に発明され、1972年に製造・発表されました。他方、米国人、コーマックも独自に同様の装置を発明しました。この功績により、２人は1979年のノーベル医学生理学賞を受賞しました。現在、肺のCTはヘリカルスキャンと呼ばれる方法で撮影されています。これは連続回転する線源（Ｘ線を出す部分）の中にある寝台を一定の速度で動かしながら撮影する方法です。撮影されている患者さんから見ると線源が、らせん状に動くことになります。この機器では一度の息止めで肺の全体を写し出すことが可能です。短時間に撮影が終わり被爆するＸ線量が少なくて済むという利点があります。

さらに新しい機器は高分解能で細かな病変が読み取れるようになりました。これは高分解CT、私たちは略してHRCTと呼んでいます。通常のCTは食パンのような厚さで切ったものを上から見るような感じですが、HRCTでは薄く切った生ハムを上から見るように精緻な構造が読み取れるようになりました。

特発性間質性肺炎の診断と治療

間質性肺炎の中でも医療費助成のある特発性間質性肺炎の診断について、説明します。

まず、原因がはっきりしているものを除くための検査を行います。膠原病はないか、あるいは職業上で粉じんを吸ったようなことはないか、というような情報をもとに「特発性」であることを診断します。

それには先に述べた診察時の情報や検査結果が必要です。

- **症状と診察の所見**
- **胸部Ｘ線写真**
- **ＨＲＣＴの所見**
- **肺機能検査**
- **血液の所見**

５つの項目すべて当てはまる場合には、診断は「確実」と判断されます。３項目が当てはまる場合が「ほぼ確実」の判断です。

特発性間質性肺炎の診断が確定したら、次に重症度を判断します。重症度は動脈の中に含まれる酸素の量（酸素分圧と呼ぶ）と、６分間平地歩行テストの時に酸素欠乏が起こるかどうかにより判断します。６分間平地歩行テストは買い物や散歩などの日常の動作で、危険な状態になるかどうかを知る大切な検査です。

①特発性間質性肺炎の治療薬の現状

特発性間質性肺炎の治療では、最近まではステロイド薬と免疫を抑制するような薬に効果があるとされてきました。しかし、多くの治験のデータを総合すると，残念ながらその有効性が証明されるには至っていません。

その中では日本で開発されたピルフェニドン（商品名ピレスパ）が免疫を低下させる副作用がない点で、悪化速度を遅くする希望が持てる治療法といえるでしょう。さらに最近ではニンテダニブ（商品名オフェブ）いう初の分子標的薬も使われるようになりました。また、在宅酸素療法はその中にあって酸素不足を補い、より生活を充実させる治療——つまりＱＯＬ（生活の質）を重視した治療といえます。

②治療の選択肢としての肺移植

特発性間質性肺炎は、数年にわたりゆっくり進行していく病気です。縮んでしまった肺は現在の薬では残念ながら元に戻すことはできません。こうなると、もっとも確実な治療法は肺移植です。しかし、日本では特発性間質性肺炎の患者さんのほんの一部にしか肺移植は実施されていません。最近の米国の呼吸器専門雑誌『Ann Am Thorac Soc（2014;11:833)』に米国で肺移植を受けた患者さんの感想が紹介されています。難病といわれ絶望的になった患者さんが肺移植手術を受け、命をつなぎ、その後は他の患者さんのサポートにまわるなど人生観が変わったことを伝えています（82頁コラム）。

臓器移植が日本と比べ格段に多い米国でも肺移植の順番待ちは厳格に行われています。この患者さんに肺移植が短期間で認められたのは間質性肺炎が重症であり、しかも他の臓器に大きな障害がなく移植後に普通の生活に戻ることができると予想されたからでしょう。本当に幸運でした。

元気になった患者さんが全力を挙げて患者会の活動を支えていこうと決心されたことに心から敬意を表します。医療は患者さんを中心としたものにしようという、患者中心の医療の考え方が急速に広がってきています。

私たち医療者は患者さんにいちばん近いところで働いているのですが、専門家たる患者――エキスパートの患者さん――をできるだけ多く輩出していきたいと思っています。自分の病気について、一人ひとりが本当の苦しみをわかっている――その人が同じ病気で苦しんでいる人の相談に乗る、相談に乗るその患者さんは自分の病気の成り立ちや、治療法について十分に知っており、他の患者さんの相談に乗ってあげることができる――そのような形を患者さんの多くが希望しているように思うからです。

コラム

米国で肺移植手術を受けて
～男性は1995年から2009年まである地方銀行の頭取をしていました。

2003年秋、私が59歳の時のことです。商用の会議が海抜約2000メートルの高地で開催され出席しました。会場の周辺を歩いていて初めて異常な息切れに気づきました。思い起こせばその3年くらい前にも同じ経験をしたことがあります。私は自分のかかりつけ医にすぐ連絡しましたが、彼の診断は心臓病か、喘息でしょう、とのことでした。そこで心臓の方は血管の細いところを広げるステント術を受け、喘息の吸入薬を始め、さらに心臓病のためのリハビリテーションを看護師に教えられて始めました。この看護師のアドバイスには本当に心から感謝しています。彼女がいなければ今の私の命はなかった。「軽く運動するだけで、パルスオキシメーターで測った時の酸素飽和度があまりにも低い、あなたは心臓病や喘息ではない」と彼女が私に言ったのです、「呼吸器の専門医にすぐに相談なさい」、と。このかかりつけ医はしょっちゅう相談に乗っているので診察もせずに心臓の専門医に紹介したのでしょう。分業化の弊害です。

すぐに専門医を受診したところ、思いもよらない特発性間質性肺炎と診断されたのです。しかもあなたの命はあと3～5年だろうというのです。青天の霹靂《へきれき》。あまりのことに言葉も出ないくらいの強いショックを受けました。妻や子どもたちにこのことを伝える時、文字通り私は奈落の底に突き落とされた気持ちでした。

もうすぐ定年退職であり、その後は好きな釣りをしたり旅行をしたい、ずっと忙しくゆっくりできなかったので老後は子どもたちや孫たちとも遊びたいと思っていました。なぜ自分だけがこのような病気になったのか、何が悪かったのか、どうすればいいのか。

～自分の寿命があと3～5年間しかない、しかも治療法はないといわれた患者さんの心中の混乱ぶりが想像できます。

1、2日間は深い悲しみにおそわれました。悲しんでいてもどうにもならない、そうだ、自分でできるだけのことを調べてなんとかしようと考え、インターネットで情報を懸命に集め始めました。そうしてガネッシュ・ラグー医師が世界的に有名な特発性間質性肺炎の専門家であることを知ったのです。早速、予約をとって診察してもらいました。ラグー教授はインドの医学部を卒業したあと、米国に移住。現在、ワシントン大学医療センター教授、間質性肺炎の臨床研究では著名な人です。２００4年12月のことでした。その頃は高地でなければゆるゆると歩く分には大きな問題はありません。

ラグー医師にすすめられるまま、間質性肺炎に効果があるかもしれないという薬の治験にも加わりました。しかし、そうこうしているうちに酸素なしには歩くこともできないほどになりました。食欲もなくなり、私はうつ状態になりました。これから先、私はどうなるのだろう、不安でいっぱいでした。

私はラグー医師のすすめで肺移植を受ける決心をしました。２００5年12月のことです。

いつになったらドナーが現れるかわからないと半ばあきらめかけていたところ、幸運にも翌年3月、左右の肺を移植するチャンスが訪れました。これはたとえていえば危険な大変なでこぼこ道を走りぬけた格好でした。あれから10年以上たって、今の私は階段を上る時に少しだけ息切れがある程度の状態で暮らせています。

私は自分の経験から間質性肺炎の患者団体に加わり、現在そこの財務担当理事をしています。これにはラグビー医師のすすめもありました。辛かった自分の経験を参考に患者さんや家族の相談に乗り、新しい薬が発表された時には治験に加わっていただくよう説得することにしています。財団では社会的な啓発活動も行っています。米国だけでなく欧州の患者団体とも協力し運動をすすめています。困っている患者を孤立させてはならない。自分がどれだけ今の境遇を喜んでいるか、その分、広く社会に恩返しをしたいと願っています。

●そのほかの息切れを起こす病気

息切れを起こす病気はその他にもたくさんありますが、私が時々診ているのは、次のような病気の患者さんです。同じ息切れでも治療法がそれぞれ違いますので、見分けることが大事です。

①心不全

心臓のポンプ作用が障害されて心不全となると、肺の中に水分が過剰となる肺うっ血となります。この時に喘息に近い症状が出るので、以前は心臓喘息と呼ばれてきました。

血液検査でＢＮＰ（脳性ナトリウム利尿ペプチド）という項目が１００pg／dL以上であれば心不全の可能性が高くなります。また、心臓の超音波検査は、痛みを伴わずに心臓の機能を検査することができますので、よく使われます。

②胸郭の変形がある肺結核後遺症

昔、肺結核の治療を受けていたという病歴がある場合です。これは、患者さんから話を聞き、胸部Ｘ線写真を撮影すれば診断できます。

③気管支拡張症

気管支の一部が病的に広がり、痰が溜まりやすく、かぜをひいた時に一時的に膿のような痰が出て、息苦しくなることがあります。多いのは心臓を挟むような形で見られる気管支拡張症で、幼児期に百日咳など重い肺炎を起こした後遺症です。

気管支拡張症とＣＯＰＤの併存率は約25％といわれます。併存すると通常のＣＯＰＤよりも痰が多くなることがあります。

本章のエッセンス

・ＣＯＰＤの治療を難しくしているのが喘息と間質性肺炎です。
・喘息は、ＣＯＰＤと切り離されたはずが、やはり分離できないことが多いことがわかりました。
・喘息も多種にわたることが判明しましたが、それぞれ原因や治療法が異なっています。
・間質性肺炎は強い息切れで患者さんを苦しめる病気です。自分がＣＯＰＤかもしれないと受診してくる患者さんに発見されることが多く、しかも両方が重なっている人がいます。

3章
COPDの治療の進め方

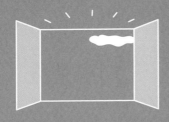

本章では、ＣＯＰＤの治療の進め方についてお話しします。なお、酸素療法については4章で詳しく取り上げますので、ここでは割愛します。また、治療全般に関わる概念である「包括的呼吸リハビリテーション」については5章で扱います。

●COPDの治療の前提

治療にあたって、私たち医療者は一人ひとりの患者さんに対し、新しく家を建てるように治療法を組み立てていきます。そこでは、時間経過とともに変化する患者さんの症状に合わせ、少しでも症状が和らぐこと、普通の生活が送れること、そして治療にかかる費用を最低限に抑えていくための工夫が必要となります。担当医と患者さん、ときには家族を含めた話し合いでその時点ごとにゴール設定を変更していかなければなりません。これが毎回、受診する目的です。

そして、そのなかでいちばん私たちが重視し目指していることは、毎日安心して暮らせるようにすること、病気がこれ以上進まないようにすることですが、中でも「増悪《ぞうあく》の予防」と「増悪を短期間で治癒させる」ことです。頻回に増悪が起こり、しかも治癒に時間がかかるようであったり、経過中に生じたＣＯＰＤ以外の病気についても適切な治療がなされていなければ「治療計画」はうまくいっていないといえます。

先にお話しした国際的な決め事であるGOLD《ゴールド》の報告書の2017年版でCOPD治療の目標にしている点は、以下の3点です。

・息切れや咳、痰など患者を苦しめている症状を和らげることと、将来起こるかも知れない危険な状態をできるだけ避けるようにすることです。ここでは、病気を完治させるというよりも症状を抑え楽にするという点に重点が置かれていることに注意してください。

・まっ先に行うべき治療は禁煙です。効果的に禁煙を行ってもらうことはCOPDの治療のなかで最も大切な点です。

・治療は薬だけでなく薬以外の項目が大切です。薬以外の治療には運動、栄養、酸素療法などがあります。

治療の考え方と理想的な治療の流れ

COPDは代表的な慢性の病気なので、長丁場となることをにらんで最初から長期の治療方針を立てておくことが大事です。

考え方の基本は、①これ以上、病気が悪くならないようにする、②病気により生活に支障を来さないようにする、③自分の生活が不自由にならないようにする、④思いがけない病気の悪化を避ける、⑤新しく見つかった病気の治療を早目に開始する、⑥医療費や病気に伴う出費がなるべくかさむことがないようにすること、です。

とりわけ、⑥の医療費がかさんでいくことがないようにする目配りが大切です。医療の上で最もお金がかかるのは入院です。

COPDの場合は、病気そのものが治せなくとも、息切れや咳、痰ができるだけ抑えられ、日常の生活に不自由がなく、自分の趣味ができ、増悪がなく、併存症が早めに見つけられ、適切な治療が行われる、ということが望まれるでしょう。

その上で、理想的な治療の流れは以下の通りです。

正確な診断⬇ゴールを決める⬇患者さん自身が現状把握とCOPDの理解度を上げ(LINQ利用)、治療を実践する⬇定期的な検査で治療がうまくいっているかどうかを知る⬇日常生活が快適になるようにする⬇継続的に医療者から治療のアドバイスを受ける。

●LINQとは

英国の研究グループと取り組んでいるLINQについて説明します。LINQは、わかりやすく日本語に直せば、「呼吸器の治療に必要な質問」です。これは、COPDの患者さんが特に知っておくべき「情報」を確認していくシステムです。質問は全部で16項目から成り立っています。

第1の質問は、あなたは自分の病名を知っていますか、です。第2は、あなたの病気によって肺のはたらきがどのような障害を受けているか医師、看護師から聞いていますか、です。このようにして、COPDの治療に必要な「情報」を一人ひとりの患者さんが正確に理解しているかを確認していきます。この質問の大切な点は、患者さんの病気の治療の要点を患者さん自身が正確に知っているかを確認していくことであり、本やテレビで見て知った内容を確認するのではない、ということです。

数字が高いほど、情報が不足していることになりますので、質問の後は、回答の全体を見て点数の高い部分を受診のたびに集中的に説明し、理解してもらうようにしていきます。私たちのところで試験的に実施した結果では、LINQの点数が低く、自分に必要な情報をきちんと理解して治療を受けている患者さんは、入院の回数が少ないということです。この論文は英語で発表されたので欧米の人が注目してくれ、2014年、LINQは米国呼吸器学会が決める呼吸リハビリテーションの公式な評価方法として認められました。

LINQの質問は、**図3-1**に示す基本項目、6項目から成り立っています（94頁）。禁煙、薬、運動、栄養、増悪の予防、COPD全体のアウトラインという、全てのCOPD患者さんが持つべき「情報」を網羅しています。患者さんと医師、看護師など、医療従事者を結ぶわかりやすいツール（道具）にあたるのがLINQであると考えています。

類似のツールにCATがあります（**図3-2**）。これはGOLDの報告書でも薬の選択基準として使われています（94頁）。症状を中心にしている点で、私は不十分であると考えています。全身の病気であるCOPDでは広く自分をとりまき、整頓された情報が必要です。

ドクターKIDAのひとこと

LINQ開発者とともに研究した日々と現在―急速に進歩した研究

今から、10年以上も前のことですが、私は、COPDという病気について、一人ひとりの治療の状態を簡便に知ることができないだろうかと考え込んでいた時期がありました。

そして、英国バーミンガムのCOPDの専門学会で、たまたま発表を聞き、私は自分がぼんやりと考えていたことをわかりやすく説明している新しい考え方を知りました。発表したのは、英国プリマス大学で心理学を教えているミッチェル・ハイランド教授と新設の医科大学、ペニンシュラ大学の呼吸器内科のルパート・ジョーンズ准教授でした。彼らはこの新しい方法をLINQ（Lung Information Needs Questionnaire）と名付けていました。彼らの発表が終わったあと、私たち同じ考え方をもつ者同士が共同で研究を進めることにしました。私より若いジョーンズ准教授とは、メールで語り合い、米国や欧州で開催される学会の機会を利用して討論し合い、時に酒を飲み交わし、次の研究計画を語り合いました。彼の働く大学を訪問したこともあるし、彼が仲間としている近くの開業医の人たちに講演を頼まれたこともありました。プリマスは、1500年、メイフラワー号が初めて新教徒の人たちを乗せて米国へ向かった古い港です。海岸にはその時の灯台が今でも立っています。

さて、現在のCOPD研究の状況はというと、論文の数でこんなことがわかりました。2016年に全世界で英語で発表された論文の数は、2506件。日本語の論文は

1603件でした。英文論文は公平な第三者が覆面で批評するシステムになっていますから、親しい間柄であっても科学の進歩のために公平を期すという考え方で発表されています。数だけを見ると、日本から発表された論文は依頼され執筆するものが多くなっており、あまり厳しい批評を入れないのが一般的です。とはいえ、日本語の論文の発表数の多さには驚かされます。英文論文は年を追うごとにゆっくり、しかし確実に増えています。数だけを見ると、日本語論文にはかなり波があり、2007年以降はやや頭打ちのように見えます。しかし、多忙な医療業務の中で善戦しています。

日本では看護師や理学療法士の人たちの論文がかなり含まれていることがユニークな点です。医療は患者さんを診察する臨床医グループ、研究を深め新しい治療法を考えていく研究者グループ、医学生や看護師など他の職種の教育にあたる教育者グループのバランスがとれていて、初めて進歩があります。

私たちのクリニックには欧米やアジアの国々からもCOPDの患者さんが受診しています。欧米の患者さんを診察していて思うことは、日本人のCOPDは欧米の患者さんとは同じではない、たぶん、薬の使い方もかなり違うはずだということです。体の大きい欧米人と日本人では1回に投薬する量もかなりの隔たりがあります。日本人の病気は日本人の研究者の手で方向性を決めていかなければなりません。日本人の研究者の間で日本人に合ったCOPDの治療法を確立していかなければなりません。そのためには若い研究者を育てていかなければならないと責任を感じています。

２００６年、私たちは『ＬＩＮＱによる包括的呼吸ケア』という解説書を出版しました（医学書院）。この本は、唯一、ＬＩＮＱを解説する教科書であり、わが国に広く紹介する機会になりました。今では、国内の50以上の医療チームがＬＩＮＱを利用しながら、ＣＯＰＤの診療レベルを向上させる努力をしています。

図 3-1　LINQの６つの基本項目

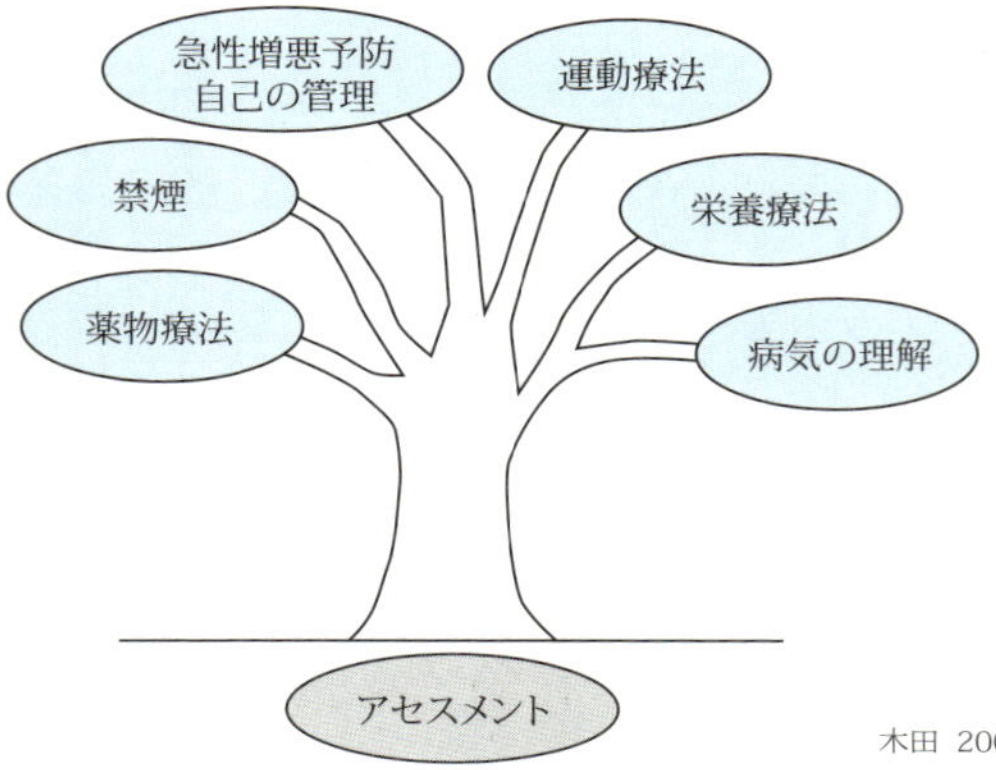

木田 2005

図 3-2　CATの質問用紙

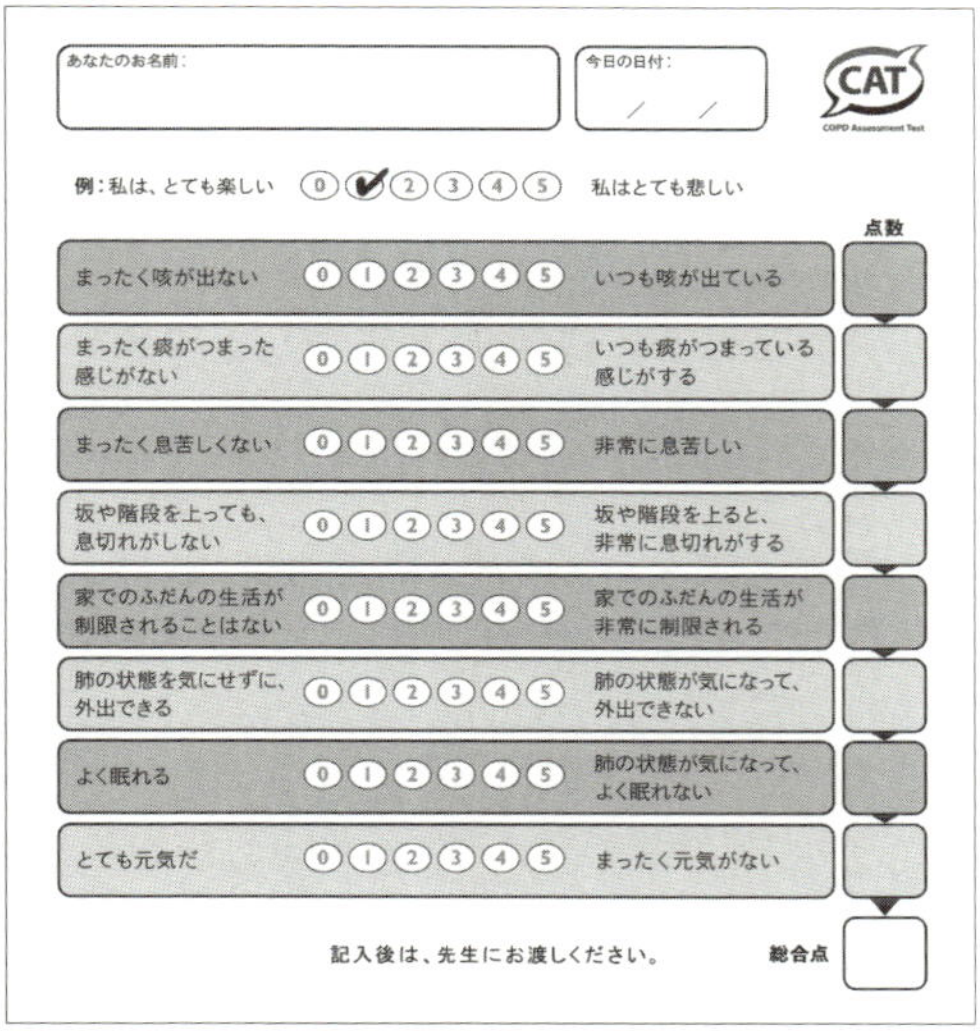

あなたのお名前：

今日の日付：　／　／

CAT COPD Assessment Test

例：私は、とても楽しい　0 ✔ 2 3 4 5　私はとても悲しい

			点数
まったく咳が出ない	0 1 2 3 4 5	いつも咳が出ている	
まったく痰がつまった感じがない	0 1 2 3 4 5	いつも痰がつまっている感じがする	
まったく息苦しくない	0 1 2 3 4 5	非常に息苦しい	
坂や階段を上っても、息切れがしない	0 1 2 3 4 5	坂や階段を上ると、非常に息切れがする	
家でのふだんの生活が制限されることはない	0 1 2 3 4 5	家でのふだんの生活が非常に制限される	
肺の状態を気にせずに、外出できる	0 1 2 3 4 5	肺の状態が気になって、外出できない	
よく眠れる	0 1 2 3 4 5	肺の状態が気になって、よく眠れない	
とても元気だ	0 1 2 3 4 5	まったく元気がない	

記入後は、先生にお渡しください。　総合点

提供：グラクソ・スミスクライン株式会社

●治療の実践に必要な6項目

以下、LINQで取り上げている項目について、詳しく説明をしていきます。禁煙ができない人が吸入薬を使うという選択肢はあり得ません。

項目1　まず禁煙

COPDはタバコ病とも呼ばれます。COPDの治療では、9割以上が昔タバコを吸っていた、あるいは今も吸っています。COPDの患者さんに聞くと、タバコがCOPDの最大の原因であることは間違いありません。平均した1日の喫煙本数と喫煙年数をかけた数値（ブリンクマン指数）が400を超えると危険水域といわれます。中年女性では、若い頃に7、8年間、それも1日10本余りの喫煙した経験しかないのに、50歳近くになって息切れで困っている人をたくさん診てきました。このように禁煙しても一部の人ではCOPDは進行していくといわれています。しかし多くの喫煙者の中でCOPDになる人は15％～30％くらいだろうともいわれています。遺伝的にかかりやすい人がいるようですが、残念ながらどの人がなりやすいか、予見する方法は今のところありません。私が毎日の診療を通じて感じるのは、両親や兄弟の中にCOPDや喘息の患者さんを持つ人が多いことです。父親が肺がんで亡くなったという人では、その背景にCOPDがあった可能性があります。

現在知られているCOPDの原因は、多岐にわたっています。タバコでは喫煙者だけでなく受動喫煙が原因となり得ることがわかっています。タバコなどで汚染された空気によりＣＯＰＤが起こるであろうことは、容易に想像できます。大気汚染も原因になりますし、職業で粉塵にさらされ続ける人も発症のリスクが高くなります。屋内が必ずしも安全とはいえません。煙や粉塵が舞うような状況は室内であろうと危険なことに変わりありません。ＰＭ２・５が話題になっていますが、これもＣＯＰＤを増悪させる原因として注目されています。

まず、自分がなぜ禁煙しなければならないかを知ること、ついで禁煙の方法について自分が取り組みやすい方法を選ぶことが大事です。

禁煙外来を開いている医療機関では、健康保険を使い、薬（商品名：チャンピックス）を服用しながら禁煙治療を受けることができます。ただし、一度禁煙に失敗すると、一年以内は再度、保険を使った禁煙治療は受けられません。また、うまく禁煙に成功しても、その後酒席でたまたま1本吸った結果、スモーカーに戻ってしまったという人がいます。脳の神経細胞にニコチンが結合すると、気分が高揚するβエンドルフィンなどが分泌されます。その結果、２週間もあればニコチン依存症になってしまうといわれます。怖いことに、小学生や中学生でも簡単にニコチン依存症になってしまったという相談を受けたことがあります。子どもではチャンピックスによる治療はできないので、カウンセリングだけに頼ることになります。

項目２　ＣＯＰＤで使われる薬を知る

気管支拡張薬について

ＣＯＰＤの治療薬の中で大切なものが、気管支拡張薬と分類されている薬です。ＣＯＰＤの肺で見られる気管支は、タバコの煙などにより広い範囲で傷害を受けています。あるところの気管支はむくみ、あるところは表面の細胞がはがれている、あるところは壊れて細い気管支そのものが無くなってしまっている、このような状態が一つの肺の中で混じり合っています。もちろん、肺の全ての気管支や細い気管支が壊れてしまっているわけではなく、正常な部分も残っているのが普通です。気管支拡張薬は、狭くなった気管支、細い気管支を広げる作用があります。

最近では気管支拡張薬の種類が多くなりました。２種の薬が一緒になったもの（合剤）も数種類出ており、治療薬の効果は格段に向上しましたが使い方が複雑です。明らかに処方が間違ったまま数か月間、治療を受けている患者さんを何人か診たことがあります。

多種の薬は、それぞれ作用する場所と作用の持続時間が異なります。半日や丸１日効く長時間作用するもの、数時間しか効かないもの、夜間の咳を止めるもの、昼間の息切れを良くしてくれるもの等。治療する医師は患者さんの苦しいという事情に合わせて最適な薬を処方するのですが、そのためには患者さんの症状が完全に伝わっていなければなりません。

気管支拡張薬の必要性と目的を、国際的な治療方針を決めているＧＯＬＤ《ゴールド》報告書の２０１７年版では次のように指摘しています。

①症状を和らげる。

②必要な時だけ、つまり苦しくなった時だけ使う、あるいは朝、夕というふうに規則正しく使う。

このように使うことで急に苦しくなることを防いだり、あるいは、今の苦しさを和らげる。

③気管支拡張薬はβ_2刺激薬、抗コリン薬、テオフィリン薬に分類される。これらを1種類だけ使うか、あるいは組み合わせて使う。

④薬には副作用が避けられないことが多いのでこれを考慮しながら使う。

⑤β_2刺激薬、抗コリン薬にはそれぞれ、2〜4時間くらいの短時間効くもの、半日あるいは丸1日の長時間にわたって効くものがある。前者は短時間作用型、後者は長時間作用型と呼ばれ、短時間作用型β_2刺激薬、短時間作用型抗コリン薬、長時間作用型β_2刺激薬、長時間作用型抗コリン薬に分ける。

⑥長時間作用型は短時間作用型よりも息切れなどの症状を良くする効果が大きい。

⑦長時間作用型は短時間作用型よりも急に悪くなるような状態を避け、入院が必要な状態をなくす効果が大きい。

⑧1種類の薬だけを使うよりも複数の薬を組み合わせることにより、作用を強め、副作用を減らす効果がある。

これらの薬を積極的に使う理由として、これ以上病気を悪化させないこと、つまり肺機能を低下させないために薬は大切であると私は考えています。これについては後で触れることにします。

1種類だけの気管支拡張薬を使うよりも複数の薬を使う方が良いならば、最初から薬を組み合わせたものを作ってそれを使えば良い、ということで合剤が多くなりました。

COPD治療薬の略称を知ろう

日本COPD対策推進会議（日本医師会、日本呼吸器学会、日本呼吸ケア・リハビリテーション学会、結核予防会、GOLD日本委員会）では、呼吸器の病気を専門としない医師にわかりやすく知ってもらうために2011年に「COPD診療のエッセンス」を作成しました。2014年にはこの間に進歩した内容を入れた改訂版を作成しています。

私は両方の版を最終的にまとめるワーキング・グループのリーダーを務めました。呼吸器の病気を専門としない医師にいかにわかってもらうか、誤解のないように伝えたいと考え、薬を最初から略称で呼ぶことを提案しました。現在、わが国では略称で呼ぶことが一般的になってきました。私

表 3-1　気管支拡張薬とステロイド薬の日本語名称と略称

略称	英語略称	日本語名
サバ	SABA	短時間作用性 β_2 刺激薬
サマ	SAMA	短時間作用性抗コリン薬
ラバ	LABA	長時間作用性 β_2 刺激薬
ラマ	LAMA	長時間作用性抗コリン薬
アイ・シー・エス	ICS	吸入ステロイド薬

薬は使っている薬品名を正確に言えることが大切です。非専門医にも略称で呼ぶことをすすめています。たとえば、シムビコートの吸入薬はラバとアイ・シー・エスの合剤というふうに知っておくと、変更する時や、災害時に薬が切れてしまった時に代替え品を探す際に便利です。

はこの略称を患者さん方にも使っていただきたいと考えています。双方が簡単な略称で理解し合えば、説明は格段に楽になります。

表3-1はその略称を示しています。サバ、サマ、ラバ、ラマ、アイ・シー・エス、という呼び名に慣れていただくと薬の説明が迅速になります。

2017年7月現在、COPDの治療で使われる薬は**表3-2**（102〜103頁）のように分けられています。略称とそれぞれに区分されている薬をわかってください。患者さんは自分が使っている薬がどの組み合わせになっているかを正確に知りましょう。

気管支拡張薬を選ぶ順序

前述のように気管支拡張薬には、サバ（SABA）、サマ（SAMA）、ラバ（LABA）、ラマ（LAMA）、テオフィリンがあります。これらの薬は使い方に順序があります。

坂道を上る時など苦しい時だけサバあるいはサマを使います。サバの方が副作用が少ないので、私はサバを選びます。一日中、苦しさが続く時はラバあるいはラマを使います。

息切れが強い場合にはラバとラマを併用します。最近では二つの薬が一緒になった吸入薬ができて便利になりました。通常は息切れが強くなるにしたがい段階的に強い薬に変更していきます。

その判断をどこにおくかについては論争が続いています。GOLDの報告書2017年版では**図3-3**のように4つのグループに分けて組み合わせを決めています。グラフの横軸は先に述べたCATの数値、縦軸は1年間の急性増悪の回数です。数値化して治療薬の使い方を決めたという点では、わかりやすくなりましたが、多忙な診療の中で厳密に決めるのは容易ではなく、CATの数字が微妙に日変わりするという難点があり、長期の治療方針を決めるには不向きです。その方法は**図3-4**のような順序とします。日常の生活の中で時々息苦しさを感じて困るような場合には、苦しい時にサバを使うようにします。ただし、苦しい時にサバを使いなさいと指示すると使い過ぎる人が時々います。それを避けるため、朝、昼、夕など時間を決めてサバを使うように指示することもあります。サバをうまく使い生活を快適にする、私はこれこそ医者のさじ加減だと思っています。

図 3-3　安定期COPDの薬物療法

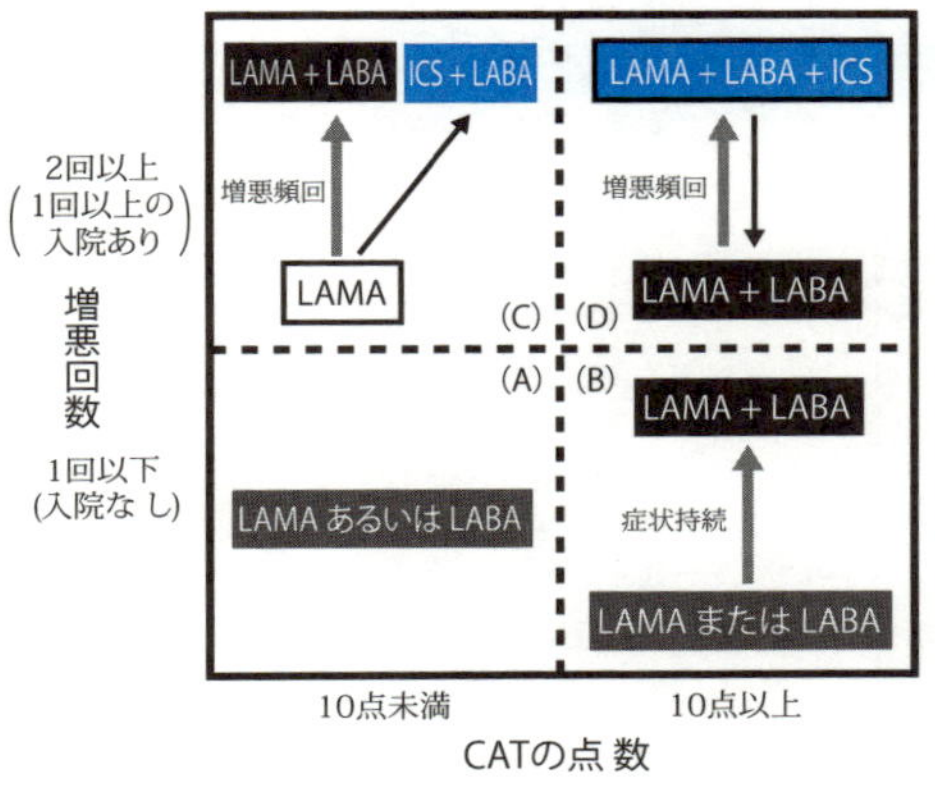

GOLD 報告書 (2017)

図 3-4　COPDの薬の使い分け

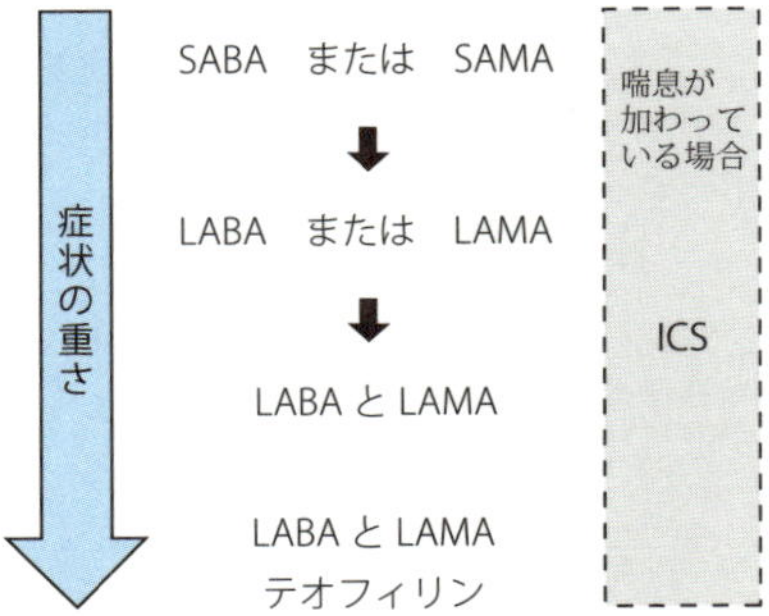

息切れの強さを和らげ、増悪を繰り返して肺機能がだんだん低下しないように薬を使います。COPD の病気そのものを根底から治す治療薬ではないことに注意してください。

使い方（成人）		注意点
1回200μg（2吸入）	労作時の息切れ回避・改善に1～2吸入頓用	過量投与にならないように注意する。 1日4回（8吸入）まで。 過剰は不整脈の危険あり。
1回　20μg（2吸入）		
1回100～200μg（1～2吸入）×3回/日		口渇。前立腺肥大がある場合に排尿困難が悪化することがある。
1回　20～　40μg（1～2吸入）×3～4回/日		
1回　18μg（1吸入）×1回/日		口渇。前立腺肥大がある場合には排尿困難が悪化することがある。 便秘を起こすことがある。
1回　　5μg（2吸入）×1回/日		
1回　50μg（1吸入）×1回/日		
1回400μg（1吸入）×2回/日		
1回　50μg（1吸入）×2回/日		喘息の合併例ではICSと併用する。 貼付薬は高齢、重症例で吸入が困難な時に用いるが、ICSを併用しないと喘息が悪化する可能性がある。
1回150μg（1吸入）×1回/日		
1回　　9μg（1吸入）×2回/日		
1日1～2mg（1枚）貼付		
1回1吸入×1回/日		
1回1吸入×1回/日		
1回2吸入×1回/日		
1回1吸入×2回/日		肺炎の発現リスクが高いと考えられる患者へ投与する場合にはICSが過量にならないよう注意する。
1回2吸入×2回/日		
1回2吸入×2回/日		
1回1吸入×1～2回/日		
1回2吸入×2回/日		
		日本ではICS単剤のCOPDへの適応がないため、実際にはICS/LABA配合薬に変更することが多い。
1回100～200mg×2回/日		少量投与を原則とする。
1回100～200mg×2回/日		
1回200～400mg×1回/日		
1回　　4mg×3回/日		痰の喀出が困難な時に用いる。 気管支拡張薬との併用が原則。
1回500mg×3回/日		
1回400mg×3回/日		
1回　15mg×3回/日		
1回　45mg×1回/日		

表 3-2 現在わが国で使われているCOPDの治療薬

(略称)	薬品名	商品名
SABA	サルブタモール	サルタノールインヘラー
		アイロミールエアゾール
	プロカテロール	メプチンエアー
		メプチンスイングヘラー
SAMA	オキシトロピウム	テルシガンエロゾル
	イプラトロピウム	アトロベントエロゾル
LAMA	チオトロピウム	スピリーバハンディヘラー
		スピリーバレスピマット
	グリコピロニウム	シーブリブリーズヘラー
	アクリジニウム	エクリラ 400μg ジェヌエア
LABA	サルメテロール	セレベントロタディスク
		セレベントディスカス
	インダカテロール	オンブレスブリーズヘラー
	ホルモテロール	オーキシスタービュヘイラー
	ツロブテロール貼付薬	ホクナリンテープ
LAMA+LABA	グリコピロニウム／インダカテロール配合薬	ウルティブロブリーズヘラー
	ウメクリジニウム／ビランテロール配合薬	アノーロエリプタ
	チオトロピウム／オロダテロール配合薬	スピオルトレスピマット 28 吸入 スピオルトレスピマット 60 吸入
ICS+LABA	フルチカゾン／サルメテロール配合薬	アドエア 250 ディスカス
		アドエア 125 エアゾール
	ブデソニド／ホルモテロール配合薬	シムビコートタービュヘイラー 30
		シムビコートタービュヘイラー 60
	フルチカゾン／ビランテロール配合薬	レルベア 100 エリプタ
		レルベア 200 エリプタ
	フルチカゾン／ホルメテロール配合薬	フルティフォーム 50 エアゾール
		フルティフォーム 125 エアゾール
ICS		
テオフィリン徐放薬	テオフィリン	テオドール錠
		テオロング錠、顆粒
		ユニフィル LA 錠
喀痰調整薬	ブロムヘキシン	ビソルボン吸入液、細粒、錠
	カルボシステイン	ムコダイン DS、錠
	フドステイン	クリアナール錠、内用液
	アンブロキソール	ムコソルバン DS、内用液、錠
		ムコソルバン L 錠

使う薬の順序、組み合わせを示したのが**図3－5**です。患者さんが最も苦しんでいる息切れを目安に治療するのが合理的です。

吸入ステロイド薬

ステロイドの吸入薬はアイ・シー・エスと呼ばれます。喘息の治療では必ず処方しなければならない薬の一つです。近年になって吸入ステロイド薬が息切れや、咳、痰などの症状を和らげること、肺機能を改善すること、急性の悪化(増悪)の機会を減らし、生活全般を快適なものに変える効果があることが判明しました。

ところが、吸入ステロイド薬を大量に使い過ぎると肺炎が起こりやすくなることがわかりました。肺結核がある人では悪化していく可能性があります。

また、これまで吸入ステロイド薬を使い安定していた人が急に使うのをやめると、なかには

図 3-5　症状に応じたCOPDの薬物治療

息切れ症状あり	軽症(坂道で息切れ)	中等症(平地で息切れ)	重症(日常動作で息切れ)
	SABAまたはSAMAの必要時吸入	LAMAまたはLABA	LAMA+LABA
	症状が改善しなければLAMAまたはLABA	症状が改善しなければ併用	症状が改善しなければ併用あるいは、最初からLAMAとLABAを併用、症状改善しなければテオフィリン追加検討
	軽症～重症のいずれでも		
	・喘息合併も疑われるならICSを併用 ・増悪が年2回以上ならICS併用を検討 ・動く前など必要時にSABAまたはSAMAの追加(Assist use)		

SABA：短時間作用性β_2刺激薬、SAMA：短時間作用性抗コリン薬
LAMA：長時間作用性抗コリン薬、LABA：長時間作用性β_2刺激薬
ICS：吸入ステ ロイド薬

日本COPD対策推進会議 編 COPD診療のエッセンス2014年版を改変

ＣＯＰＤの増悪が起こりやすくなることがあり、注意が必要です。最近では吸入ステロイド薬とラバの合剤が汎用されるようになっています。

３種の吸入薬によるトリプル治療が有効

これまでに述べたラマ、ラバ、アイ・シー・エスをどのように使い分ければ最も効果的か、これまでも多くの研究成果があり、さまざまな意見があります。ここでは、私たち日本医科大学呼吸ケアクリニックではどうしているか、経験を述べたいと思います。

日本医科大学呼吸ケアクリニックは、ＣＯＰＤを中心とした医療を行う日本で初めての施設として、２００３年にオープンしました。それまでの経験から、私たちのところではＣＯＰＤの薬物治療には前述の３種類（ラマ、ラバ、アイ・シー・エス）の吸入薬を、同時に取り入れてきました。効果が期待されることが多いことが経験的にわかっていたからです。アイ・シー・エスを入れるかどうかが問題でした。喘息を併存している、今でいうＡＣＯＳ《エーコス》の患者さんが多いことに気づいていたことがその背景です。

当初は、全てにアイ・シー・エスを使うのは無駄であるという論文が多く出ていました。アイ・シー・エスは高価であり、医療費が高くつくというのがその理由でした。しかし、その後の研究でアイ・シー・エスを加えることにより増悪の回数が減り、入院を回避できるという論文が多数出ました。３種類の吸入薬を同時に使う治療は、その後カナダの研究グループにより、トリプル治療と呼ばれるようになりました。そして、最近の研究では、最初からトリプル治療が合理的だとする論文が多くなっています（たとえば２０１７年の『ランセット』発表のＴＲＩＮＩＴＹ研究論文）。

吸入薬の副作用

全ての薬には副作用があり得ます。作用があれば副作用があるのは、むしろ当然といえるでしょう。少しの副作用はあるが毎日の生活は各段に楽になってきた、これが許容範囲だと考えます。副作用でかえって日常で困ったことが出てくるようなら、これは薬を中止するか、別の薬に変更する必要があります。ずっと使っている薬の副作用が、３、４か月後に出てくるようなことも、しばしばみられます。長期間分の薬を1回に処方してもらうと、何度も受診する必要がなく便利ですが、副作用に気がつかずそのまま使い続けるという危険があります。

サバ、ラバの副作用には、不整脈があります。動悸がして胸苦しいという患者さんが時々います。ラマは、男性で前立腺肥大があると排尿困難となることがあります。また便秘が起こることもあります。女性でも時におしっこが出にくくなるような副作用が出ることがあります。またラバと同じように不整脈が問題になることがあります。アイ・シー・エスの副作用で圧倒的に多いのが声枯れです。カラオケに行けなくなった、友人に電話した時に「声が変わったね」と言われることがあります。

吸入薬は指示通りに使う

吸入薬を使用する場合に共通して必要な注意は、指示された通り、うがいをきちんと行うことです。口の中に残った薬は、気管支を広げる効果がないどころか、吸収されて副作用の原因になることがあります。回数も指示された通りに使いましょう。薬によってはゆっくり吸う、速く吸う、など吸い方で効果が異なることがあるので注意しましょう。

薬の使い方で不明な点があれば、必ず確認してください。特に調剤薬局で薬をもらう場合には、薬剤師が「服薬指導」を行い、指導料を支払うことになっていますので、納得できるまで聞いておいてください。

マクロライド系抗生物質の効果

最近、*マクロライドに分類される抗生物質の作用が注目されています。わが国では、以前から安定したCOPDで特に肺炎などを起こしていない時にマクロライド系抗生物質が使われていました。最近、欧米から発表された研究でも「マクロライド系抗生物質の少量で長期の投与が増悪を予防する」ことを裏づけるデータが発表されています。クラリスロマイシンとエリスロマイシンなどがそれで、通常は少量をずっと服用します。私は痰が多い人に処方するようにしていますが、服薬して症状に変化が見られない場合には中止することにしています。

*マクロライド系抗生物質…病原微生物のたんぱく質合成を阻害することで、抗菌作用をはたらかせる抗生物質。

去痰薬は効くか

痰が多い人には古くから去痰薬《きょたん》が使われていますが、咳と痰が多い人は気管支拡張薬をまず使うべきです。去痰薬に咳止め効果はありません。わが国で特に去痰薬が好まれていることは事実ですが、COPDに対する効果を検証したデータは多くありません。去痰薬の効果を客観的に判定する方法がないことも問題点です。私は通常、3、4週間、患者さんに服用してもらい、飲んだ方が明らかに効果があると言われた時にだけ継続して投与することにしています。効果がはっきりわからない薬を漫然と処方するのは医療費の無駄使いにもなります。

COPDに使われる薬は、これまでに取り上げた気管支拡張薬、吸入ステロイド薬、マクロライド系抗生物質、去痰薬などがあります。薬は必要最少限の使用に抑え、しかも息切れができるだけ良くなるように工夫して処方されます。

項目3　運動を取り入れる

運動を始める前に

運動はCOPDの患者さんにとって、大切な治療法の一つです。下肢を鍛えることにより活動力を保ち、上肢を鍛えることにより息切れを緩和する効果があるといわれますが、不整脈や高血圧など心血管系の病気が重なっている方も少なくないでしょう。運動をする前に、必ず医師や看護師に相談していただきたいと思います。呼吸器を専門とする理学療法士を紹介してもらうのもよいでしょう。できることなら運動を始める前に、心臓の超音波検査や6分間平地歩行テストを行い、どのくらいの運動なら安全かを確認してもらうのも役立つでしょう。運動は緩やかなものから始め、数日をかけてゆっくり時間を延ばしていくのが安全の上で大切です。

なぜなら、運動には「過負荷の原則」があります。筋肉を鍛え、向上させるためには少しずつ運動の負荷の強さを上げる必要があるということです。しかし、運動負荷を少しずつ上げていけば患者さんの危険度も上がることになります。自宅で行う場合には、この点が難しい判断です。運動の「処方」は、どのような強さか、その運動をどのくらいの時間行うか、毎日行うのか、週に3、4回なのかという頻度、どのような内容の運動を行うかなどについて、医療スタッフと相談してから行うべきです。思いつきで運動を急に行うことは危険です。また、思い込みで運動をしないため、自分で毎回、記録をとることをおすすめします。

運動に期待される効果と運動の種類

①カロリーを消費する。肥満気味の人では体重を減らす効果が大きい。
②糖尿病の人では血糖値を低下させる効果がある。
③高血圧の人では血圧を下げる効果がある。
④気分が落ち込んだり、うつのような気が滅入った状態を改善する。
⑤骨や筋肉を鍛え、骨折しにくく、また疲れやすさを改善する。
⑥心臓病による死亡リスクを下げる。

また、運動は次の3つのタイプに分けられます。

①有酸素運動＝持久性を保つ運動です。代表的なものは歩くこと、走ること、泳ぐことです。脈拍数が多くなります。

②抵抗運動＝いわゆる筋トレです。筋力を高めます。ダンベルを持ち上げたりする運動です。

③ストレッチ＝ストレッチは筋肉や関節を伸ばす運動で、体の動きを良くします。

最近の研究では、COPDの患者さんの運動療法では、有酸素運動と筋トレをミックスさせたメニューが良いといわれます。

具体的な運動メニューは医師や理学療法士と相談して決めていきますが、以下のような順に行うのが普通です。

①ウォーミング・アップ…いきなり強い運動を始めることは危険です。ゆっくりと体を温めるつもりの歩行や、5～10分間のストレッチ運動が効果的です。

②実際の運動…歩く、泳ぐ、機器を使った運動などが適しています。体の全ての関節を伸ばす、背筋を伸ばすような運動を行います。一般に運動は強いほど効果があるといわれますが、その場合には危険を伴うことを知っておくべきです。病院で行うなら良いのですが、自宅で一人で行う運動は強いものを選ばず、弱めで時間を長めに行うのがコツです。

③クール・ダウン…運動で温まった体をゆっくり冷やし、安静な状態にもっていくことです。運動を行うと下肢の血流は多くなります。急に中止すると下肢の静脈にたくさんある血液が

心臓に一気に戻ることになり、不整脈や心臓発作をもたらす危険があると注意されています。登山も下山の途中で事故を起こすことが多いものです。ゆっくり体を冷やすクール・ダウンを忘れないでください。

有酸素運動はなぜ必要か

呼吸器の病気を持った患者さんになぜ有酸素運動が効果的か、イタリアの研究者が『ブリーズ（呼吸）』という雑誌（２０１６年６月号）に詳しく理論を記載しています。その概要は以下の通りです。この結果は運動選手のような運動エリートから得られたものですが、多くの部分は呼吸器の病気の人にも役立つと思われる情報です。

①心臓血管系の動きを改善し、栄養を取り込む代謝作用を改善させる。
②有酸素運動は四肢の筋肉など、大きな筋肉に効果的である。
③有酸素運動を継続すると、それに体が次第に順応していき、結果的に運動能力がアップする。
④筋肉の細胞に変化が生じ、酸素運搬に関わるミトコンドリアの酵素が増え、筋肉を構成する細胞の種類が運動に耐えられるものに変わっていく。また筋肉に細かな毛細血管が増える。
⑤心臓のはたらきが強くなっていき、必要なエネルギーの補充作用が高まる。
⑥呼吸器系では空気を取り込む量が増えていく。
⑦運動を続けることにより、息切れ感がゆっくり改善していく。

呼吸器の病気がある場合に有酸素運動を行う問題点

①強すぎる場合、組織の酸素不足が強くなる危険がある。これが起こらないような運動の強さを選ぶこと。

②喘息のある人では、ハアハアするような激しい呼吸で発作が引き起こされる可能性がある。運動誘発性の喘息として知られていますが、その場合にはあらかじめ吸入薬（サバ）を使っておくのが予防となる。ハアハアすると気管支の表面が乾燥することになり、痰が出にくくなる。

運動中の注意点・危険な兆候

運動中は、以下のことに注意して、事故を防いでください。

①水分は適宜、摂る。

②寒い時、また暑過ぎる時の屋外での運動は控える。

③衣服は、体が動きやすいものにすること、また屋外の運動では重ね着をして汗をかき過ぎないよう気をつける。

④運動中の転倒にも気をつける。歩きやすい、運動しやすい靴を選ぶ。

運動中にどのような時が危険かも知っておいていただきたいと思います。特に、すぐに家族や医師・看護師に連絡すべき危険な状態は次のような場合です。

①急に呼吸が苦しくなり、吸うことも吐くこともできなくなった。喘息のようにゼイゼイする。

②胸や手の特に左側、喉やあご、背中に強い痛みを感じる場合。心臓発作の可能性があります。
③急な吐き気や嘔吐がある。
④脈が急に乱れてきた。
⑤気分が悪くなり気が遠くなる。

ちなみに、自宅で行う運動は危険を避けるため、なるべく誰かが見ており、異常に気づきやすいところで行うべきです。私は、患者さんには早朝や夕方、一人で散歩に出かけるような運動はやめてもらっています。

COPD以外の呼吸器の病気と運動に関する注意点

以下の呼吸器の病気でも、リハビリテーションとしての運動が効果的です。病気別に注意点をまとめておきます。

〔喘息〕

水泳は喘息の患者さんに古くからすすめられてきました。なお、運動でハアハアすると喘息が誘発される運動誘発性喘息は水泳では起こりにくいといわれていますが、注意が必要です。プールでは水質を保つため消毒薬を入れていますが、これで苦しくなった人を診たことがあります。

〔間質性肺炎、肺線維症〕

過剰な運動で酸素不足が起きやすい病気です。6分間平地歩行テストを行い、どのくらいの速さで歩くと酸素不足が起こるのかを確認しておきましょう。最近の研究では、肺を無理に引き延ばすような運動は肺組織に過剰な力がかかり、間質性肺炎を悪化させることが知られています。緩やかな運動を酸素不足が起こらない程度に行うのがよいと思われます。したがって重症の人にはおすすめできません。

〔気管支拡張症〕

肺の容積が少なくなっている場合、運動で息切れが強くなることが知られています。

〔肺がん〕

現在、「リハビリテーション」という項目で海外の文献を調べると、ほとんど全ての病気でリハビリテーションが有用であることを示す研究があります。たとえば、白内障の手術の後のリハビリ、腎透析中のリハビリがそうです。認知症の治療として行動療法と呼ばれる治療法が効果的であることも知られています。肺がんの場合もそうですが、運動療法で気分が良くなり、食欲が増し、睡眠もとれるようになった患者さんがたくさんいます。

項目4　栄養治療の大切さ

ＣＯＰＤが全身性の病気であることは先にお話しした通りです。ＣＯＰＤで問題になるのは息切れですが、これは栄養状態と深く関連しています。

英語には栄養障害を示すmalnutritionという便利な言葉があります。１８６２年頃に初めて使われた言葉とのことですが、わが国の明治維新（１８６７年）の頃には、すでに欧米では病気と栄養の関わりについて関心が高まっていました。

ＣＯＰＤの栄養障害には、痩せて体重が減少した「低栄養状態」と、逆に体重が増え過ぎの「肥満状態」があります。痩せた状態と肥満の状態、どちらもカロリー、たんぱく質、その他の栄養素の摂り方のバランスが悪くなり、体の構成が変わって脂肪が増える、あるいは筋肉が減るなどの状態を示します。どちらも体のはたらきに障害を与え、ＣＯＰＤでは寿命の長さに直接、関わることが知られています。

サルコペニアという言葉は、体重減少があり、筋肉の成分が減少し、筋力が低下した状態を指します。進んでくれば、寝たきりになる怖い状態ですが、ＣＯＰＤで多く見られます。太っていても筋肉が減少し、筋力が低下するサルコペニアがあることに注意しましょう。

栄養障害のうち、痩せはカロリー、たんぱく質の両方の摂り方がうまくいっていないことを示しています。しかも、これらだけでなく他の栄養素の摂取もうまくいっておらず、結果的に体重減少を起こします。

ＣＯＰＤで痩せが問題となる患者さんは、英国ではＣＯＰＤの患者さんの21％に達するといわれています。英国では、痰が多い慢性気管支炎型の太ったＣＯＰＤの患者さんが多いのに対し、わが国では痰は少なく息切れが強く痩せが強い肺気腫型が多いことが知られています。私の印象では、半数以上のＣＯＰＤの患者さんは痩せが問題だと考えています。

痩せた患者さんでは、ＣＯＰＤが進行すると食欲が低下すること、少し食べるとお腹が膨れ過ぎとなり横隔膜を下から押し上げる形となり、今度は呼吸が苦しくなるという悪循環となります。どのようにして栄養価の高い食べ物を食べてもらうか、また食べることも楽しみの一つとなるよう、私たちのところでは管理栄養士による栄養指導を繰り返し行い、体重が少しでも増えるように、患者さんと家族に教えています。

項目5　増悪の予防と重症化を回避する治療

難しい増悪の判断とその治療

ＣＯＰＤの患者さんの症状が急に悪化し、いつもの薬に加えて新しい薬が必要となった状態を「増悪」と呼びます（36頁）。1章でも増悪の予防や治療に触れていますので、繰り返しの部分もありますが、ＣＯＰＤ治療に重要な項目ですので、ご説明します。

ＣＯＰＤの増悪にはどのような薬を使うか、日本ＣＯＰＤ対策推進会議が作成した「ＣＯＰＤ診療のエッセンス」では**表3－3**のように決めています。

ＣＯＰＤの増悪とかぜの症状はよく似ていますが、かぜだと思って治療すると、多くの場合簡単に治りません。増悪の治療はステロイド薬、抗生物質が基本であり、そのほかに気管支拡張薬が必要で、さらに酸素吸入などが必要となることもあります。この中で扱いがもっとも難しいのはステロイド薬です。増悪の時は、吸入ステロイド薬であるアイ・シー・エスを増やしても良くなりません。ステロイド薬を飲むか、注射が必要です。増悪の時に使うステロイド薬は、少な過ぎても良くない、長く使い過ぎても良くない、遅く使い過ぎても良くない、の3原則があり、この判断こそがＣＯＰＤの治療で医師がもっとも悩む難しい点です。増悪時の重症度、患者さんの状態、入院か外来治療かにより総合的に判断してステロイド薬の処方を決めます。医師にとって

表 3-3　増悪の早期診断と治療

症状が数時間～数日間で悪化するが、経過は数週間遷延することがある

1. 増悪のサイン・呼吸困難がいつもより強い
   - 痰の黄色変化 (膿性化)
   - 痰の増加、切れにくい
   - 発熱、咽頭痛、食欲低下、睡眠障害など

症状が発生してから48時間以内の治療開始が望ましい

↓

2. 最初にすべきこと　入院の必要性を判断する

↓「外来・在宅治療が可能」を選択

3. 外来・在宅での治療ポイント
   ①息切れの対処：ステロイド
   ②感染症の対処：膿性痰や発熱がある場合は抗菌薬を使用
   ステロイド＋抗生物質

↓3日以内に再評価

4. 治療継続が可能かの判断
   - 症状が改善している（発熱、食欲、睡眠などを評価）

↓改善あり

5. 次回の増悪予防のため治療の見直し
   （禁煙再指導、吸入指導など）

（4. より）→状態悪化→

入院が必要。
速やかに専門医に紹介

日本 COPD 対策推進会議 編　COPD 診療のエッセンス 2014 年版を改変

治療の経験がもっとも問われる場面です。

深刻なステロイド薬の副作用として、大量にあるいは長い間使い過ぎると高血圧、糖尿病や骨《こつ》粗《そ》しょう症《しょう》が起こることがあります。特に高齢女性への長期、あるいは大量、頻回の投与は骨粗しょう症を起こし、その後、腰痛がひどくなり歩行できないような状態を起こすことがあります。今の状態にどのくらいの量のステロイド薬が必要か確認し、投与を行う期間も、治療を始める前に決めておきます。良くならないという理由で、しばしば不要な投与となることが多いからです。増悪した場合では、最初に治療の計画を聞いておくようにしましょう。

次に治療で難しいのは、かぜであるか、ＣＯＰＤの増悪であるかの見分けです。かぜの大多数はウイルス感染ですが、ウイルスにはインフルエンザ以外には特効薬というものがありません。昨日から急に喉が痛い、微熱がある、だるいという場合がかぜらしいということになります。咳が出る、痰がからむというように、喉から下、つまり気管支の症状が加わってくると増悪が疑われます。

血液検査では「これが陽性となれば増悪」と診断できる項目はありません。胸部のX線写真で白く見える影が写っていれば肺炎を疑いますが、増悪は胸部X線写真では診断できません。では増悪の決め手は何かというと、患者さんの訴えに変化があるかどうかです。たとえば咳、痰などが以前にはなくて新たにみられるようになってきたら増悪を疑います。そのためには増悪を起こす前のふだんの状態がどの程度か聞き出し、それを記録に残しておかなければなりません。

次に決め手になるのは聴診器で聴かれる肺音の変化です。これもふだんの状態が記録されていなければ新たに起こった変化かどうかがわかりません。では、増悪の時になぜ検査を行うのでしょうか。一つは心筋梗塞や肺炎など他の病気の可能性がないかどうかを厳密に確かめるため、または血液中の酸素飽和度が低下していないかを調べるためです。

増悪と診断した場合、次に入院が必要か、あるいは外来で通院のままで治療できるかの判断をします。酸素吸入が必要で高熱があり、脱水がある、あるいは抗生物質を点滴で投与することが必要とされる場合、血圧が低下したり、呼吸困難がひどい場合には入院が必要です。

「COPD診療のエッセンス」では入院が必要か、外来で治療ができるかを**表3-4**のように判別しています。不要な入院はなるべく避けるのが原則です。これは2、3週間、寝たきりに近い生活を送ると四肢の筋力低下が起こり、その後は身体の活動性が落ちてしまうからです。入院が必要となるのは、呼吸困難が強い場合、血圧が低下しているなど全身の状態が良くない、指先などが紫色になっている（チアノーゼ）、意識がボーッとしている、重い心臓病の併存がある、などの場合です。これらに該当しなくても家に

表 3-4　増悪の時に外来で治療が可能か、入院が必要かの判断

1.	呼吸困難が高度である
2.	ぐったりしている 血圧がいつもより低い
3.	爪や唇が紫色をしている
4.	意識がボーッとしている
5.	顔や足にむくみがある
6.	脈が乱れている

日本COPD対策推進会議 編
『COPD診療のエッセンス』2014年版を改変

看てくれる人がいない独居で、患者さんが高齢の場合には、夜中などが心配になるので入院が必要となります。

治療により増悪が良くなってきたと判断できるのは、ぐっすり眠れるようになった、食べられるようになった、息切れが楽になってきた時で、特に食欲の回復は良くなっている目安になります。

増悪による入院をどのように避けるか

現実にはＣＯＰＤの患者さんでは増悪はできるだけ気をつけていても起こるのだ、という認識が大切です。増悪が起こった時、どのような方法で病院にかけつけるかを考えるよりも、近くで初期の治療をできるだけ早く開始してもらうことが便利です。そのためには、近くにかかりつけ医を持つことを強くおすすめします。

かかりつけ医は呼吸器専門医である必要はなく、広く内科全般を診てくれる医師が適しています。増悪を起こすことを予想して、あらかじめ詳しいデータを送っておき、患者さんがかぜと言って受診しても診る医師が甘く考えないようにしてもらうことにしておきます。あらかじめ連絡を取っておくことで、急に診ることになる医師も安心できるようです。増悪を起こしても、必ずしも入院が必要というわけではありません。しかし、在宅酸素療法を行っている人では軽い増悪でも入院が必要ということが多くなります。入院を避けるため、専門医とかかりつけ医がお互いに連絡を取り合っていくのが理想です。1章（48頁）に専門医とかかりつけ医の連携を説明していますので、そちらも参照してください。

COPDの重症化を回避する治療

COPDと診断された患者さんが一様に聞きたがるのは、どのくらい重症ですかということです。実は、COPDの重症度は、日常生活における息切れの強さや呼吸機能検査値のみでは判断できません。

通常、研究目的で使われることの多い重症度分類はBODE指数と呼ばれます。やや複雑ですが、どのくらいの重症度ですかと尋ねられることが多く、その場合には、これにもとづいて説明することにしています。これは「体重」「空気の通りにくさ（閉塞）」「息切れの強さ」「6分間平地歩行距離」をスコアで示した簡単なものですが、COPDの患者さんの寿命の長さと増悪の回数など、日常の生活の多くと深く関わっていることが知られています（『ニューイングランド・ジャーナル・オブ・メディシン』（2004）（**表3-5**）。この研究は、前述の4つの項目のどれかを増やすようにする治療こそ、寿命を延ばすことにつながることを示しています。その後の研究で、BODE指数はさらに広くCOPDで見られる現象とも深く関わっていることが判明しました。簡単にいえば、これら4項目の全て、あるいは可能なものを増やすことが良き治療といえることになります。

COPDの重症化を避ける治療とは、痩せている場合には体重を増やす、息切れと閉塞は薬で、6分間平地歩行距離は運動で延ばす、ということになります。つきつめれば、薬・栄養・運動が大切ということになります。

継続した受診で何を診ていくか

軽症のCOPDの患者さんの場合

息切れが強い、あるいは頻回に増悪を起こしているというエピソードがあれば薬を処方することにしています。しかし、息切れがほとんどなく、他に困っていることがなく日常生活で困ることはないが、肺機能検査でCOPDと診断された、という人が時々います。そのような場合、私は積極的に吸入薬を処方することはしていません。その代わり、完全な禁煙を守ること、適度な運動を継続すること、そして太り過ぎ痩せ過ぎにならないように注意してもらうようにしています。運動は、一人でジョギングするような運動ではなく、全身の筋トレに加え時速6キロメートルくらいの歩行を30分くらい行うようにすすめています。安全に継続するためにはスポーツ・ジムの利用をすすめていま

表 3-5　BODE インデックス

変数	BODEインデックスのポイント			
	0	1	2	3
同性、同年齢の一秒量（FEV1）との比較（%）	≧65	50-64	36-49	≦35
6分間の歩行距離(m)	≧350	250 -349	150 -249	≦149
呼吸困難度	0-1	2	3	4
体重(kg)/身長^2(m)	>21	≦21		

同世代との一秒量（FEV1）との比較では65%未満が危険。
6分間での歩行距離が350m未満の時に呼吸困難あり、痩せは、いずれもCOPDの死亡を早めるリスク因子となっている。

Celli B, et al. N Engl J Med 2004; 350:1005

す。多くの人が一緒に運動しているところの方が安全だからです。運動は一人でこっそり行うべきではありません。その場合でもCOPDの新しい併存症が出るかどうかには注意すべきです。もっとも注意を要するのは肺がんです。そのためには少しでも怪しい影がある場合には、間隔をあけて胸部CT撮影を行います。また、心臓病の悪化がないかの注意も必要です。

軽症の患者さんではおおよそ半年ごとに受診してもらい、肺機能検査で低下が進んでいないかも確認していきます。低下が進む場合には吸入薬などを使い始めます。

重いCOPDの患者さんの場合

在宅酸素療法を行っている重いCOPDの患者さんには継続して受診していただくことにしています。その理由は、その時機に合わせた細かなアドバイスが必要になることが多いからです。細かなアドバイスと増悪を起こしていないかの目配りで、入院となるような事態が回避できます。特に5章で詳しく説明する「包括的呼吸リハビリテーション」に関する情報は、細かく、しかも繰り返し伝えていかないとわかってもらえないことが多いようです。そのための受診が特に大切です。

さらに継続した受診や検査で重要視すること

①現在の治療薬で息切れなどの症状が楽になってきているか。改善がなければ薬の種類や組み合わせを変えてみます。

②経過を追った肺機能検査と6分間平地歩行試験。

少なくとも半年ごとに同じ検査を行い、データがどのように変化するかを確認します。以下に、実際の患者さんのケースをご紹介します。

【73歳　男性】

ＣＯＰＤの診断で治療を受けています。肺機能検査では、ほぼ一定の状態が保たれています。歩行距離は加齢とともにゆるやかに低下していますが、大きな変化はありません。(**図3-6**)

【78歳　男性】

ＣＯＰＤの診断で治療を受けていますが、途中から息切れが強くなり、肺機能検査でも低下がみられました(**図3-7、矢印**)。認知症が進み、薬が正確に使えていないことが判明しました。正しい使い方を配偶者に教え、再び改善してきました。

ＣＯＰＤの患者さんで経過中に新たな病気が発見されることがあります。その中で頻度が高く、しかも深刻な病気は肺がんです。早期発見には胸部ＣＴ検査が必要です。

【78歳　男性】

胸部ＣＴでは重症の肺気腫があり、さらに肺がんが発見されました(**図3-8、矢印**)。手術後5年経ても再発は認められていません。

図 3-6　一秒量と歩行距離の変化

治療によりCOPDの悪化がない患者さんのデータ

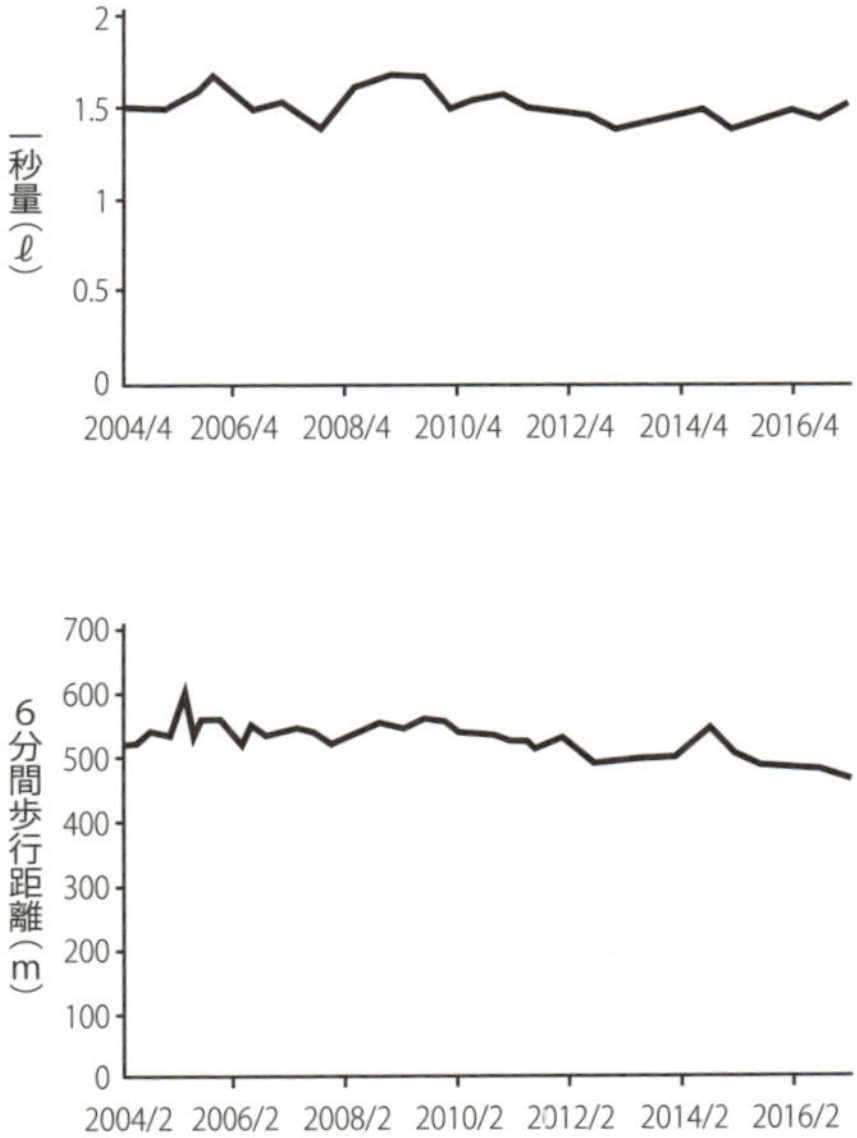

図 3-7　一秒量の変化

認知症があり、吸入薬がうまく使えていなかったが、家族の手助けによって使えるようになり、改善がみられた患者さんのデータ

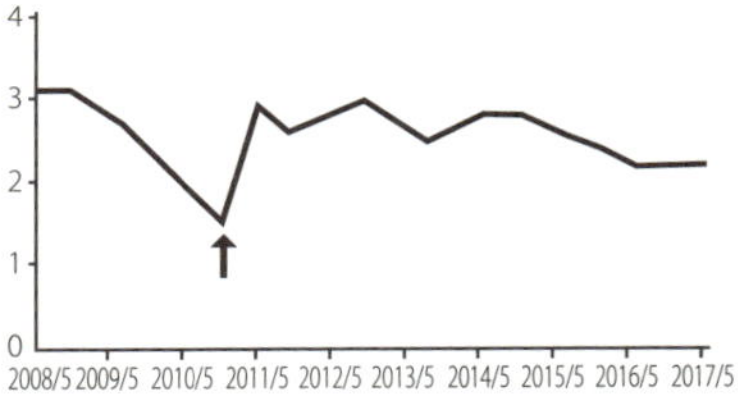

図 3-8　肺がんのCT像

重症の肺気腫で肺がんが発見された患者さんの場合

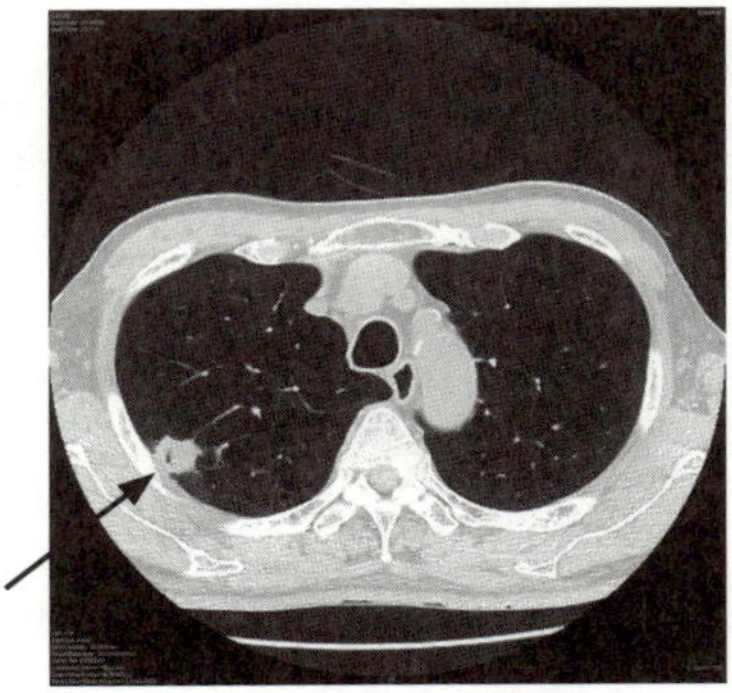

項目6　COPD全体のアウトライン～COPDの治療に関する疑問に答える

ここでは、COPD患者さんからよく聞かれる点をご説明します。

薬はなぜ必要か

よく患者さんから、「薬は一生、続けなければなりませんか」と質問を受けます。答えは「そうです」という場合と「いやそうではありません」という場合に分かれます。

「COPDです、ではこの薬で治しましょう」というような答えは間違いです。COPDは慢性の病気であり、慢性の病気の治療では、治す＝完治、という考え方は正しくありません。悪化しないよう、また快適に暮らせるように治療していくのです。今では高血圧と診断された患者さんが、いつまでこの薬を飲むのですか、と訊ねることはなくなりました。昔は、血圧は受診した時にしか測る機会がなく、特に症状もない高血圧の人にずっと治療しなければならないのですよ、と教え込むのが大変でした。高血圧の人には、薬だけではなく過剰な塩分摂取を控えるようなアドバイスも必要です、同じことがCOPDでもいえます。

息切れなどの症状が全くなければ薬は不要です。しかし肺機能の低下がかなり強い人でも、本来、感ずるはずの息切れを感じないことがあります。息切れは主観的な感覚ですから、しばしばこのようなことはあります。薬を使い始めたところ、体がこんなに軽くなるとは知らなかった、と感謝されることがあります。

「増悪」を1年以内に起こしたことのある人では、次の増悪を予防するために薬を使っていた方が良いでしょう。増悪を起こさないのに肺機能がゆっくり低下していく場合には、現在のところ確実に低下を防ぐ薬はありません。原因で多いのは禁煙が守られていないことです。

代替治療について

私たちが日常の診療で処方している薬は西洋薬が大部分です。しかし、患者さんの多くが同時にサプリメントや漢方薬、さらにヨガのような運動を取り入れています。

西洋医学の中心といわれる米国でも、代替医療はブームになっており、大人で38%、子どもで12%が実施していると報告されています。なかでもがんにかかっている人では60%が代替医療を実施しているといわれます。私が診ている患者さんの中にも、よく聞くと何かの代替医療を併用している人はたくさんいます。

代替医療は多種に分類されています。第1のグループは、自然界にあるような物質や市販されているハーブやビタミン薬、ミネラルなどを摂取するものです。第2は、鍼灸《しんきゅう》、ヨガ、カイロプラクティックやマッサージです。なかには催眠術も入っています。第3は、インドの伝統医療のアーユルヴェーダなどです。これら全ての領域の代替治療では、研究レベルのデータは不足しているとされています。呼吸器の病気の中では喘息とCOPDに対して代替治療が行われることが多いのですが、その理由としては、これらの病気の治療レベルに対して患者さんの不満が多いことが指摘されています。

COPDや喘息に対してヨガ、気功を使い効果があったという研究論文が多くではありませんが発表されています。運動能力やなかには肺機能も改善したという報告があります。問題は教える人の熟練度に依存していることが多いので、一定の効果がつねに得られるわけではないということです。

自然食品で呼吸器の病気に効果があるというデータも限られています。血液中のビタミンDの濃度が低下していると免疫機能が低下することが知られています。新生児に授乳中の母親にビタミンDを補充すると、子どもに喘息の予防効果があることが知られています。また、果実、野菜、魚の摂取が多い人では、ＣＯＰＤの死亡率が低いと発表されたこともありました。

自分の判断で代替治療を取り入れることは禁じてはいませんが、行っている内容を正確に担当医に伝えるべきであり、担当医の判断に委ねるのが良いと結論づけています。これら代替治療で問題なのは高価なものが多いということです。そうでなくとも息切れが強いＣＯＰＤでは、通院のたびにタクシーを使わざるを得ないなど、表面に必ずしも出てこない形の医療費が積み上がっていきます。

最期はどうなるのか

ＣＯＰＤの治療で在宅酸素療法を始めた患者さんの多くから受ける質問は、この先どうなるのでしょうか、という質問です。ＣＯＰＤ先進国の米国ですらその情報は十分ではありません。

２０１７年、米国胸部学会で発表された結果は、その一部を伝えるものだと思われます。増悪を起こし入院した50人の最重症のＣＯＰＤで終末期と思われた患者さんたちを調査した結果では、48％は自宅、32％はホスピスで死亡していました。9％は病院で入院治療中に死亡していますが、5％は救急車で病院に搬送されるような状態で死亡していました。

わが国では終末期のがん以外の病気で、ホスピスで治療を受けることは多くありません。ホスピスでは緩和ケアとして、特に息切れを緩和するような麻薬やオピオイド（麻薬性の鎮痛薬）が使用されることが多いと報じられています。わが国では、多くのCOPDの患者さんが終末期に肺炎を合併して病院で亡くなっているのではないかと推定します。米国ではCOPDは死亡原因の第3位ですが、わが国の第3位は肺炎だからです。将来的に在宅で最期を迎えたいと希望するCOPDの患者さんが増えたとしても、高度の呼吸困難を緩和するような技術が確立しない限り、気の毒で在宅での死はすすめられないような気がします。

6章で在宅医療と酸素療法の組み合わせを紹介しています。将来の見通しを立てたい方は、参考にしてください。

本章のエッセンス

- 治療の要点は、禁煙、薬、運動、栄養、増悪の予防、ＣＯＰＤ全体のアウトラインを知ることです。
- これら全てについて自分自身が実行していくための正確な情報をもつ必要があります。
- 正しい情報をもつ患者さんは増悪回数が少なく、入院することがなく、日常の活動を低下させないで快適に暮らせるようになります。

４章
在宅酸素療法（ＨＯＴ）はどのように進歩したか

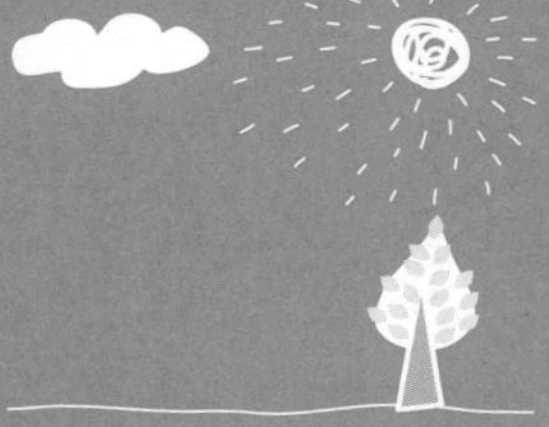

在宅酸素療法は人生の終わりを意味する？

ＣＯＰＤが重症になると、酸素の取り込みが低下し、慢性的に血液中の酸素が不足した状態が続きます。酸素不足が続くと息切れも強くなり、外出ができなくなり、やがて家の中でトイレへ行くのがやっとの状態になります。怖いのはこのまま寝たきりに近い生活になってしまうことです。酸素不足が続くことにより、脳、心臓、腎臓、筋肉のはたらきが低下していきます。それを防ぐために、毎日、継続して酸素を吸入する治療（酸素療法）が必要となります。

患者さんには酸素だけはごめんだ、絶対にやりたくない、なかにはあれをやるようになったらもう終わりだから、と言う人もいます。しかし、これは大きな誤解です。

酸素療法を自宅で始めることになり気落ちしている患者さんに対して私は、「在宅酸素療法」は「呼吸リハビリテーション（５章参照）」であると説得しています。この点が理解されていないと、病気が重くなったＣＯＰＤには絶望しかありません。

在宅酸素療法は何のために行うのでしょうか。以前は自宅で酸素吸入を行うのは不可能だったために、退院して自宅に戻ることはできず、つねに監視下に置かれる不自由な病院生活でした。また、自宅に帰れるようになっても寝たきりの生活を継続するのでは、せっかく退院した意味がなくなってしまいます。

活動範囲を広げること、ベッドから出る、家の外に出る、「酸素を持って明るい外へ出よう！」、これが実現できなければ、同居する家族とともに苦しむ生活になってしまいます。

酸素吸入を始めると太り始めます。食欲が出てきて、よく眠れるようになった、という声をたくさんの患者さんから聞きます。それまでは、口から空気を吸い、肺を通して体の中に必要な酸素（空気中の20・9％）を取り込んできましたが、酸素吸入によって濃い酸素（約95％以上）を吸うことで、取り込む空気の量は少なくて済むようになります。空気を取り込むのに使っていたエネルギーを少なくすることができるのです。この酸素療法がリハビリテーションなのです。

この章では、在宅酸素療法の考え方と歴史的経緯、そもそも酸素とはなど、多彩な話題について述べます。

在宅酸素療法をHOT《ホット》と命名する

在宅酸素療法が健康保険の適用となったのは１９８５年ですから、30年以上が経ちました。現在、わが国で在宅酸素療法の治療を受けている患者さんは17万人を超えたといわれます。在宅酸素療法は重い呼吸器病の患者さんが機器を使って自宅で生活することを可能にしました。糖尿病患者によるインスリン自己注射や、慢性腎不全のための在宅透析などのいくつかの在宅ケアの中でも、在宅酸素療法は新しい治療が短期間に多くの患者さんに行き渡ったということで注目されています。私が関わったのは１９８０年代の初めからでした。在宅酸素療法に取り組みながら医師としての人生の大半を一緒に歩んできたことになります。

在宅酸素療法は欧米では長期酸素療法、LTOT《エルティオーティ》と呼ばれています。これは long-term oxygen therapy を短く呼んだものです。わが国では在宅酸素療法はHOT《ホット》と呼ばれています。これは home oxygen therapy の略称です。最近では欧米の医師たちがHOTと呼ぶこともあり広く使われていますが、名詞を3つ並べた和製英語です。実はHOTという略称は、1981年、私がある学会で高齢者を対象とした酸素療法の臨床研究に関する成果を発表した時に最初に使用したものので、当時のことを思い出すと懐かしい気持ちになります。

司会を務められた東京大学医学部老年学教室教授の原澤道美《みちよし》先生は、私の発表が終わったあとの討論で「君、HOTは正しい英語なの?」と冗談まぎれにそう私に尋ねられました。それに対し、「いいえ、とんでもありません、HOTは私が今回作った和製英語です」と答えたところ、「どうりで変な英語だと思ったよ」と冗談を言われたことを思い出します。COPD(慢性閉塞性肺疾患)は、COLD《コールド》とも呼ばれていますので、COLDに対する治療としてHOTを考えたということもあります。しかし、呼びやすいこともあり、この後、わが国では次第にHOTの呼び名が広がっていきました。

①酸素療法との衝撃の出合い

1977年、私がカナダの大学でCOPDの研究を始めてしばらくした頃、米国コロラド大学のトーマス・ペティ教授が大学の講義に来られたことがありました。立て板に水というようなしゃべり方で、講義の内容は白人に多い囊胞性肺線維症《のうほうせいはいせんいしょう》という病気についてでした。この病気は遺伝性の病気で痰が多く、気管支の感染を繰り返して次第に悪化し、呼吸不全になっていきます。今でも治療の難しい病気の一つです。講義の最後にその病気にかかった患者さんが車椅子で出てきました。26歳の女性でした。驚いたのはその人が、酸素療法をしていたことです。車椅子の座席下には小さな箱のようなものが置いてあり、ここから酸素を運ぶチューブが延ばされ、それを吸っていたのです。家では別の大きな機器を使い酸素を吸っているとのことでした。

自分の家で酸素が吸え、しかも外出もできる、このときの光景は私に深く刻まれました。ペティ教授は、在宅酸素療法を世界で初めて実現させた人とのことでした。これが機会となりペティ教授と親しくなり、教授が亡くなるまでいろいろ教えていただくことになりました。カナダでは、週に1回、助教授と一緒に呼吸器内科の回診をしていましたが、この時には患者さんは病棟で据え置き型の酸素吸入装置を使っており、退院の時には自宅に運び込むという光景を何度も目にしました。

②酸素濃縮器の開発に関わる

カナダ留学から帰った私は、東京都老人医療センター（現、東京都健康長寿医療センター）の呼吸器科に勤めました。1980年の夏、T社の研究所へ呼ばれたことがありました。そこで見せられたのが、今の酸素濃縮器の第1号でした。これが治療用として使えるかどうかをテストしてほしいとのことでした。そこで東京都老人医療センターに運んでもらい、リハビリテーション科の中の小さな部屋に置いてテストを開始しました。ここはスペースもあり、当時、マス・スペクトロメーターというとても高価なスウェーデン製の測定機器を呼吸器内科が持っており、場所がなかったのでここに置いてあったのです。余談ですがこのマス・スペクトロメーターは、酸素、炭酸ガスなど5種類のガス体の濃度を連続して記録できるという、当時としては最新鋭の機器でした。

さて、酸素濃縮器1号機のテスト結果はさんざんでした。このテスト機は、現在のものとは異なり、透過膜と呼ばれる高分子の細かな編み目の膜を通して空気の中から分子の大きさの異なる酸素だけを通過させ、繰り返しで濃度を上げていくような仕組みでした。最大で40％くらいの酸素濃度しか得られませんが、当時としては画期的な機器でした。が、モーターをベニア板で囲んだというような簡単な機器でしたので音がうるさく、しかも使っているうちに酸素濃度が次第に下がっていくことがわかりました。さらに、使っているうちに酸素チューブに結露が起こり、そのうちチューブの中は水びたしになってしまいましたが、これらの問題点は1年余りのうちに全て解決し、臨床治験が始まりました。私はこれにも参加し、自宅でこの機器が安全に使えることやその効果も検証されました。

同じ頃のある日、病院長であった村上元孝先生に呼ばれ、慢性呼吸不全を研究テーマとして取り組みなさいと言われました。村上先生は私の母校の金沢大学医学部第二内科の教授で病院長でしたが、新しくできた東京都老人医療センター院長として赴任されたのでした。村上先生は、呼吸不全は高齢者の病気という点できわめて大切なテーマであるからと、先生が集められた約1500枚余りの文献カードを貸してくださいました。村上先生のカードは細分類、細々分類されており、分類された小見出しを追っていくだけで現在の問題点が俯瞰《ふかん》的にわかるようになっていました。数日かけて、お借りした全カードを写しとったことを懐かしく思い出します。

慢性呼吸不全は高齢者に多い病気です。当時、呼吸器内科には酸素吸入をするという治療のためだけに最長900日以上の入院になっていた人が数人いました。平均の入院期間は60日を超えていました。今ではどこの病院でも2週間くらいですから、考えられないくらい長い入院の人が多かったのです。

今でも思い出すのは、ある新聞社の記者をしていたまだ若い50歳代の患者さんのことです。重症のCOPDでもう2年以上の入院になっていました。中学生の一人娘が、父親が家にいないのでグレてきたので1泊でもよいから帰り、自宅で言い聞かせたいというのがその人の希望でした。当時、酸素を自宅で吸う治療を行うには重い鉄製の大きなボンベを家に置くしか手がありません。すでに一部の病院では試験的に始めているところがありましたが、この患者さんは病院では、1分間に2リットルの酸素を吸っていましたから、24時間では3000リットル近くの酸素が必要となります。病院から自宅は遠いので2日間の外泊とすると、6000リットルの大きなボンベが必要になります。私は酸素会社と交渉し、了解を取りつけました。自宅に備え付けてもらうつもりで全て準備が整ったところで、病院を管理している事務から中止と言われました。理由は消防法違反だというのです。外泊中の患者の管理責任は病院にあります。誰が責任を取るのだと恫喝され、結局、外泊はできなくなりました。

③保険適用に立ちはだかった消防法

1985年に健康保険が適用されるまでの間も大変でした。安全で効果的な機器があり、そのテストもすでに終わっていました。しかし、消防法が問題なのでした。その頃、呼吸器内科に80歳余りの間質性肺炎の患者さんが入院してきました。入院中は酸素を吸っており楽でしたが退院してからまた苦しくなりました。当時、私は埼玉県と東京都の県境に近い所に住んでいました。その患者さんの家は、私の家から15分くらいのところでした。農家の方でしたが、持っている畑の総面積は4町歩（約4ヘクタール）とのことでした。ある日曜日の朝早く、その人が長男の運転する野菜運搬車でいきなり私の家を訪れたのです。

理由は、苦しくてたまらないので家で酸素を吸える装置を貸してほしいというものでした。入院中には酸素濃縮器を使っていましたからよく知っているのです。私はまだ正式な許可が得られていない医療機器であり、しかも消防法があり自由には使えないと説明しましたが、その人は「家なんか古いし、どうせ建て替えようと思っているのだから丸焼けになってもよい」とまで言います。念のため私は一緒にご自宅を見に行きました。広い農家で建物が敷地の中に点在しており、庭には、にんじんと大根が山になって置いてあり、数人の人が出荷の準備をしていました。患者さんの強い剣幕に押され、私は言うとおりにせざるを得なくなりました。またしても病院の事務職員が猛反対で、責任は誰がとると大騒ぎでした。私は、責任は自分がとるからと言い放ち、T社に新しい機器を届けてもらいました。私は日曜日ごとに往診に行って、安全にうまく使っているかを確認しました。患者さんも元気で結局、3年近くの在宅酸素療法はうまくいきました。

この患者さんが最初に在宅酸素療法を開始してから、「自分も」という患者さんが出てきました。そして1985年、健康保険が使えるようになった時点で呼吸器内科では90人くらいの患者さんが在宅酸素療法を行っていました。最初は、これまでにない危険な治療ということで、開始する場合は一人ひとり都知事の承認が必要でした。もちろん、事故は起こったことがありません。こうして東京都老人医療センター呼吸器内科では1980年代から在宅酸素療法に積極的に取り組み、1996年の段階で550人を超える患者さんに酸素療法の指導をしました。この数字は全国でもトップであったと思います。

1997年、私は、『在宅酸素療法：新しいチーム医療をめざして』（医学書院）という単行本を出版しました。看護師が定期的に訪問して詳しく調査し、問題があれば教えていました。この活動からもいろいろな問題点が明らかになりました。

先述のように、わが国では1985年に健康保険が使えるようになって以降、世界でも例をみないような形で酸素療法が進化してきましたが、ペティ教授が長期酸素療法の対象と考えたのは主にCOPDの患者さんであり、その総数は20年前頃にすでに100万人を超えたといわれていました。他方、わが国ではCOPDで酸素療法を行っている患者さんは現在でも約8万人です。人口がおよそ2倍の米国と比較すると少ないといわざるを得ません。背景には低すぎるCOPDの診断率があり、加えて適格な治療法の選択が行われていないということがありそうです。健康保険が適用となった1985年頃は多くの呼吸器専門医や一緒に働く看護師、理学療法士が新しい治療法に興味をもち、進めていこうという機運が満ちていました。酸素療法は決して最新の治療法ではありませんが、このような治療を希望して、かなわなかった多くの患者さんたちが過去にいたこと、この人たちを診ている医療者たちの辿《たど》りついた解決方法だったことは、改めて知っておくべきでしょう。

●世界的に見た酸素療法の歴史

1660年頃、日本でいえば江戸時代初期の頃に、欧米では物が燃えるには何かの物質が関係しているのではないかという疑問が、重要な研究テーマとなっていました。1774年、酸素は英国人、ジョセフ・プリストリーにより発見されます。プリストリーは英国が誇る科学者の一人で、バーミンガムには試験管を持つ彼の銅像が立っています。しかし、物を燃えやすくしてもそれが治療に役立つかどうかの証明は難しいものです。彼は、新しく発見したガスの特性として、「このガスをろうそくの火に近づけたら炎が大きくなった、ひょっとしてある病気の人たちの肺に送りこんだら楽にさせる効果があるのではないか」と書いています。しかし、実際、治療として酸素が初めて使われたのは酸素が発見されてから110年後の1885年のことでした。さらに1913年には酸素不足、すなわち低酸素血症が生体に危険であることが判明しました。1922年、重症肺炎の患者さんに酸素吸入が実施されたのは米国、コロンビア大学のアルバン・バラック教授（1895~1977）によってでした。

最初の患者さんは10代で重症の肺炎でしたが、酸素吸入のおかげで救命でき、90歳以上長生きしました。彼が生き証人となり酸素療法の大切さをあちらこちらで話してくれたので、この治療法はまたたく間に広がっていきました。

バラック教授は先のトーマス・ペティ教授と親しくしていました。1959年、バラック教授がペティ教授に送った手紙に添えられていた漫画が酸素療法開始のヒントを与えました（**図4-1**）。COPDの患者さんが小さな携帯用酸素ボンベを持ち、信号を渡ろうとしている図です。当時、COPDで慢性呼吸不全の患者さんは、外出もままならぬ不自由な生活をしていました。1965年、「酸素を持って明るい外へ出よう！」を実現したのがペティ教授のグループでした。

ペティ教授が生まれ、働いていたコロラド州デンバーはマイルズ・ハイと呼ばれる高地にあります。空気がきれいだという理由で古くは結核療養所がありました。肺結核の後遺症の患者さんにとって酸素不足の高地で生活することは、少し歩くだけで息が苦しくなり大変でした。重症のCOPDの患者さんでも同じことです。このような患者さんは、自宅に大きな酸素ボンベを置いて酸素を吸い続ける治療が行われていました。しかし、酸素は吸い続けなければなりませんから外出できません。これが問題でした。自宅で長く寝たり起きたりの生活では、病院に長い間入院している生活とほとんど変わりません。リハビリテーションが必要ですが息切れが強く動けません。これを解決したのがペティ教授と同じ病棟の婦長であったルイーズ・ネットさんでした。

ネットさんはたまたま病棟で必要な機材を取りに病院の地下倉庫に入った時、NASA《ナサ》（アメリカ航空宇宙局）から自由に使ってよいと廃棄処分されていたジュラルミン製の小さなタンクを見つけたのです。中には液体酸素が少し残っていましたから彼らが興味半分で栓を緩めたとたんシューと大きな音がして酸素が吹き出し、とても驚い

図 4-1 バラック教授による携帯ボンベ使用の運動療法

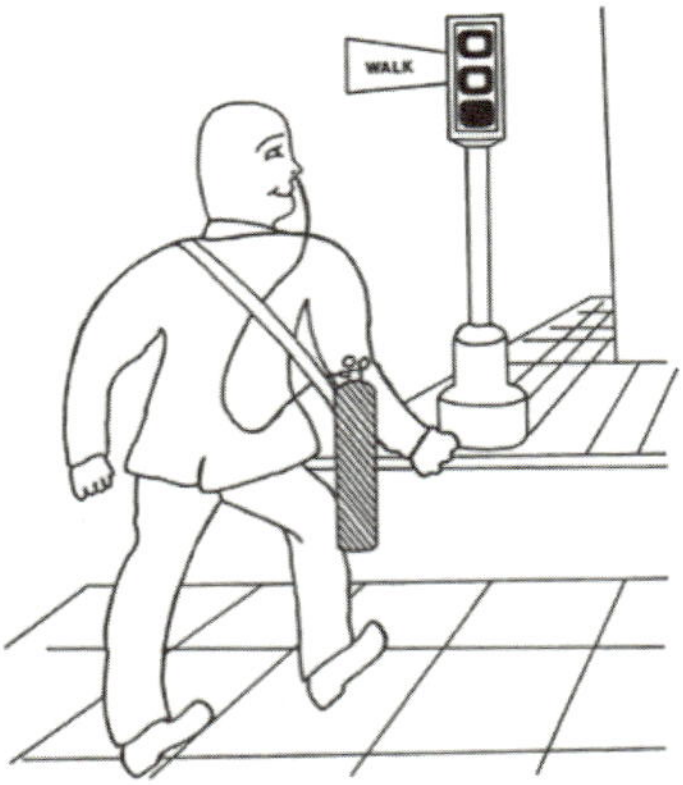

Petty TL. Historical perspectives on long-term oxygen therapy. IN: Ed. by Walter J. O'Donohue, Jr. Long-Term Oxygen Therapy: Scientific Basis and Clinical Application. Marcel Dekker, Inc., New York, 1995. pp.1-23.

たと書いています。しかし、これを見た途端に思いついたことは、このタンクを酸素療法を行っている患者さんに使ってもらうことでした。これを使えばどこへでも思う時に、思う場所に出かけることができる。2人は早速、この考えを医療機器メーカーに話し、試作品を作ってもらいました。液体酸素を扱う業者にも協力してもらい、患者さんの自宅にある大きなタンクに充てんしてもらう話もまとまりました。こうして新しい治療として在宅酸素療法は出発したのです。ペティ教授が次々と出すアイデアに、町工場に近い規模の複数の医療機器メーカーが応えてくれたのです。この当時、デンバーにはこうした小さな医療機器メーカーが300軒以上あったということです。

ここで大切なのは、ペティ教授が「酸素を持って明るい外に出てもらい、元気な人と全く同じ生活を送ってもらおう」と提案したことです。そのために酸素が必要だったのです。酸素を持っていけば軽い運動もできるようになったし、旅行もできるようになりました。酸素吸入を行ってリハビリを行うのではなく、酸素吸入そのものがリハビリなのです。この点が理解されていないと、酸素療法は開始してもほとんど効果を上げることができません。

長期酸素療法の初期の問題点

こうして1960年代の半ば、デンバーで在宅酸素療法が開始されましたが、これを専門医たちが集まるアスペン肺会議で初めて発表した時は、大変な騒ぎになりました。いい考えだと賛同してくれる医師もありましたが、大半は、高濃度の酸素を吸うことは危険だという意見でした。ある女性研究医は、ペティ教授に、あなたは間違いなく稀代の人殺しと言われるようになるだろう、とさえ非難しました。この言い方は物騒でしたが、彼らが一様に心配したのは、酸素吸入により副作用として高二酸化炭素血症が起こり、それが原因で意識障害が起こり、死亡患者がたくさん出るだろう、ということでした。血液ガス検査が今日のように簡単にできないという点も大きな問題点でした。確かに副作用としての高二酸化炭素血症は今日でも大きな問題ですが、病気のことが深くわかるにつれ、どのような時が心配すべき状況かがはっきりしてきました。

次に問題とされたことは酸素による事故でした。火災事故がみられたからです。多くは患者さんが酸素吸入を行いながらタバコを吸って、火傷、火災を起こすものでした。なかには携帯ボンベを持って庭で草刈り機を操作している時に金属にあたり、スパークから火傷という思いもしない事故が起こったこともありました。しかし、大多数の患者さんは、新しい治療でこれまでの不自由な生活が大きく改善されることになりました。

「長期酸素療法」と呼ばれることになった新しい治療の要点は次の通りです。

①動脈血の酸素分圧が低い場合に酸素吸入を始めるのであって、息切れを改善する目的で行っ

てはならない。

②少なくとも1日16時間以上、酸素吸入を行った時に初めて効果が得られる。

③血液の中の酸素が足りているかどうかをパルスオキシメーターか採血によりチェックすることが必要である。

④特に酸素吸入がすすめられるのは夜、就寝中、食後、入浴時、運動時である。

わが国の在宅酸素療法では、米国式の液体酸素を用いた方法はあまり広がらず、自宅に濃縮器を設置し、携帯ボンベを持つというスタイルが定着しました。液体酸素は、自宅に置いた親機ボンベに定期的に充てんしなければなりません。それを子機ボンベに自分で移すのですが、比較的若い患者さんが多い米国とは異なり、わが国の患者さんは高齢者が多いので充てんは煩雑であり、液体酸素による火傷事故などもあり、かえって不便です。

１９９０年代に入り酸素療法が広がっていくにつれ、正しく使われているだろうか、という不安が欧米の研究者たちの間でも起こってきました。ペティ教授は、酸素療法に関わっている世界の医師たちに呼びかけ、共通の問題点を議論し合おうと提案しました。ペティ教授が中心となり国際酸素クラブ（インターナショナル・オキシジェン・クラブ）という酸素療法に興味を持つ医師たちの集会が行われることになりました。1年に1回、米国胸部学会が開催されている期間中に、朝早く朝食を一緒に摂りながら話し合いを進めるという会でした。ペティ教授からの呼びかけで、日本からは私が出席しました。さまざまな問題が出されましたが、驚いたのはオランダの医師が話してくれた話でした。

重症のＣＯＰＤの人が増悪《ぞうあく》を起こし、緊急入院。人工呼吸器を着けるため気管切開を実施、ようやく救命できて在宅酸素療法を開始している患者さんが、タバコがどうしてもやめられず、気管切開した喉の穴のところからタバコの煙を吸っている、という話でした。また、各国から火災、火傷事故があることが報告され、その多さにも驚かされました。並行して議論されたことは、酸素吸入の効果をどのようにして高めるかということでした。参加していた研究者が一致して主張したのは呼吸リハビリテーションの大切さでした。

●酸素療法の効果を評価する

実はＣＯＰＤで酸素療法の効果を検証した研究成果は多くありませんが、英国で行われたＢＭＲＣ研究とペティ教授たちにより行われたＮＯＴＴ研究が有名です。これは70歳以下の、重症で慢性呼吸不全の患者さんたちに協力してもらって行った臨床試験です。前者は酸素を全く吸わなかった人と夜間だけ吸った患者さんの生存期間を比較したもので、酸素を吸った人たちが長生きしていることがわかります（**図4-2**）。後者は夜間のみの酸素療法と、24時間吸った場合の生存率を調べたものです。24時間吸った方が長生きしていることがわかります。

図 4-2　在宅酸素療法が医学的に有効であることを示す２つの研究

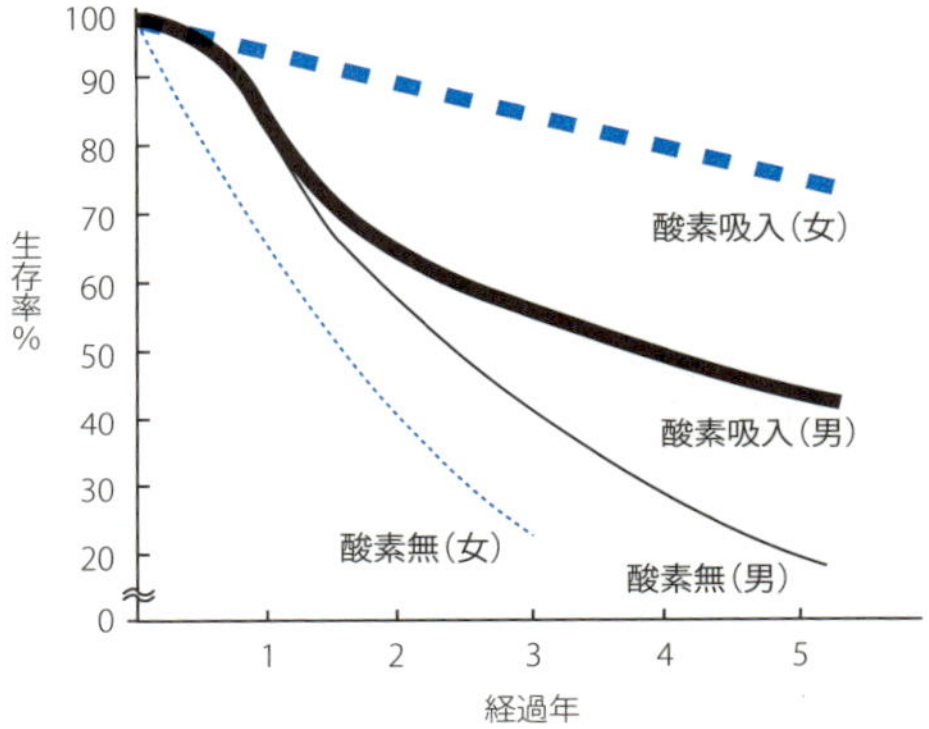

対象：70 歳以下の COPD 患者　87 例
方法：▬▬ 群：酸素 2ℓ／分、
睡眠時間を含む 1 日 15 時間投与
—— 群：酸素非投与群
の２群に分けて比較した
結果：酸素投与により生存率が向上した

BMRC. Lancet 28, March,1981 より

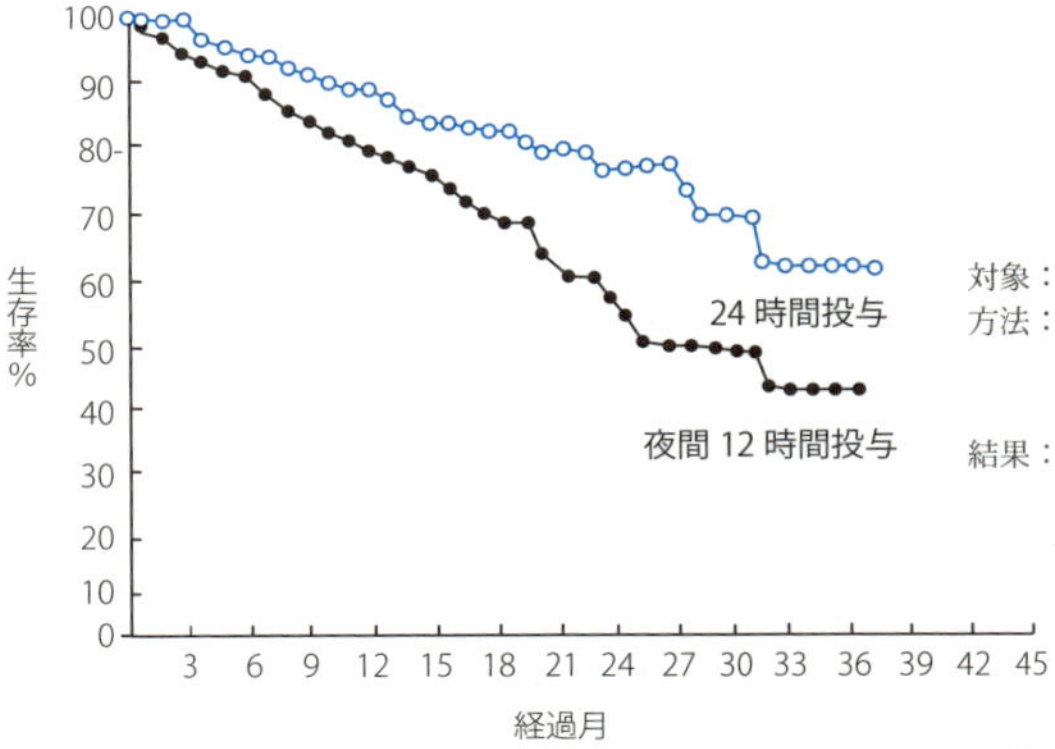

対象：低酸素血症を示す COPD 患者 203 例
方法：24 時間連続酸素投与群と、
12 時間の夜間酸素投与群
の２群に分けて比較した
結果：長時間の酸素投与が
より生存率を改善した

NIH/Ann Inter. Wed. 93.391.1980 より

上図：英国のデータ
下図：米国のデータ。ペティ教授の研究によるもの
英国のデータでは酸素吸入を行った方が行わない人よりも長生きする。
それも女性の方が、効果が大きいことを示している。

これらの結果から、COPDで慢性呼吸不全の人では、酸素を吸わないより吸った人が長生きし、それも吸入時間が長ければ長いほど良いということがわかりました。2015年、『ニューイングランド・ジャーナル・オブ・メディシン』には再度、同じような調査を行った研究論文が発表されましたが、ほぼ同じ結果でした。

ただ、先の2つの研究では70歳以下のCOPDの人だけを調べたこと、死因を詳しく調べていないこと、具体的には肺がんで亡くなった人も肺炎や心筋梗塞で亡くなった人も一緒に統計処理されており、今の医学情報からいえばまことに不備です。また日本で在宅酸素療法を受けている患者さんの大部分は70歳以上であり、このデータがあてはまるのかどうかは疑問です。

さらにわが国で在宅酸素療法（HOT）を行っている患者さんのうち、COPDは40％余りに過ぎないという実態があります。他の60％は間質性肺炎や重症の気管支拡張症、肺がんの患者さんなど多様です。COPDとは全く異なる病気の方が多く使うようになってきたのです。これらの病気で在宅酸素療法がどのような効果をもたらすかについての科学的データはきわめて少ないのが現状です。

また、もともとのデータはどのくらい長生きしたかを比較したものでした。どのくらい長生きするかというより、どのくらい快適に生活できたかというデータが大切です。つまり、生活の質、QOLが比較されるべきですが、このデータも多くありません。最初の頃はCOPDの患者さんに在宅酸素療法を行った時に治療効果がみられるのは、「血中の酸素分圧が正常に戻ることにより、肺と心臓を結ぶ肺循環系への負担が減るため」と説明されてきましたが、その後の研究で、それはわずかな影響に過ぎないことが判明しました。しかし、今の時代にあって重症の慢性呼吸不全の患者さんに「割り付け方式」で無作為に「あなたは酸素か空気を吸ってください、どちらに割り付けられているかは主治医もわかりません」、というような臨床治験を行うことは不可能です。在宅酸素療法の効果は確かですか？と問われれば、あいまいさを残していると言わざるを得ないでしょう。

日本では在宅酸素療法という呼び名の通り、「在宅医療」と「酸素療法」が一緒になっているのです。ペティ教授たちが検証したのは「酸素療法」の効果であり、「在宅酸素療法」の効果ではありませんでした。このことも念頭に置く必要があります。

このように在宅酸素療法の効果を検証する科学的データは乏しいのが現状ですが、多くの患者さんが恩恵を受けているという実態があります。在宅酸素療法を始められた患者さんの多くが、ぐっすり眠ることができるようになった、息切れが楽になった、食欲が増して体重が増えた、安心して過ごせるようになったと言います。

ペティ教授が最初に在宅酸素療法が有用であると提唱したのは、バラック教授に示唆されたように「在宅酸素療法を使って活動性を高めることである」という原点には変わりはありません。そのためには在宅酸素療法を実施することがリハビリテーションであるという考え方に立つことが大切です。在宅酸素療法は寝たきりでの生活を長くするための治療法ではない、ということをわかっていただきたいと思います。

コラム

酸素飽和度とは何か

ヘモグロビンの何%が酸素に結合しているのかを示すのが酸素飽和度です。

酸素飽和度＝酸素と結合したヘモグロビンの量／（ヘモグロビンの量＋酸素と結合したヘモグロビンの量）

動脈血酸素分圧は肺胞から血液への酸素の運搬がうまくいっているかを調べる指標で、動脈から採血し測定器で自動的にすぐに測ることができます。これは正確ですが痛みを伴い、動脈の壁を傷つけることになり、あるいはその周りには細かな神経が走っており、これをも傷つける可能性があるので、どうしても正確な値が必要な場合に限り行います。

これに対し、酸素飽和度はパルスオキシメーターを使って皮膚から（通常は指の先で）測定できることはご承知の通りです。酸素飽和度は簡単に繰り返し測ることができ、また歩きながらでも測定ができるため、寝ている間の酸素欠乏や歩行や軽い運動でどのくらい酸素が低下しているかをみることができ、とても便利です。

不便な点は、パルスオキシメーターで測定した酸素飽和度（%）と実際の動脈血の中の酸素の濃度（分圧と呼びます）が、いつも1対1の関係になっていないことです。酸素分圧の値が足りているかどうかの判断が大切ですが、パルスオキシメーターで読み取る値は条件がついているということです。

酸素飽和度と酸素分圧の関係はヘモグロビン酸素解離曲線で表されます（図4-3）。このグラフは緩やかなS字になっています。S字の上の方が特に問題です。酸素分圧が40～50㎜Hgよりも上の部分では変化が緩やかになるため、酸素飽和度が数%違っても酸素分圧の方は大きく変わることになります。病気で低下しているかどうかを見るために使う頻度が高い酸素飽和度が80%以上では、酸素分圧の変化の幅が急激に大きくなります。健康保険で認められている在宅酸素療法（HOT）を開始してよい条件は、分圧が55㎜Hgで酸素飽和度は88%です。呼吸不全の定義は、60㎜Hgで90%です。酸素飽和度の2%の違いは分圧では5㎜Hgの変化となります。これはS字の上では下の方と異なりカーブが横に寝ているために起こる現象です。

　治療がうまくいっているか、つまり酸素が足りているかどうかが問題になるのは、ほとんどがカーブの上の方の問題です。パルスオキシメーターでの測定では上の方では弱点があるということです。加えて、簡便ではあるが誤差も避けられないということでもあります。

図4-3 酸素飽和度と酸素分圧の関係

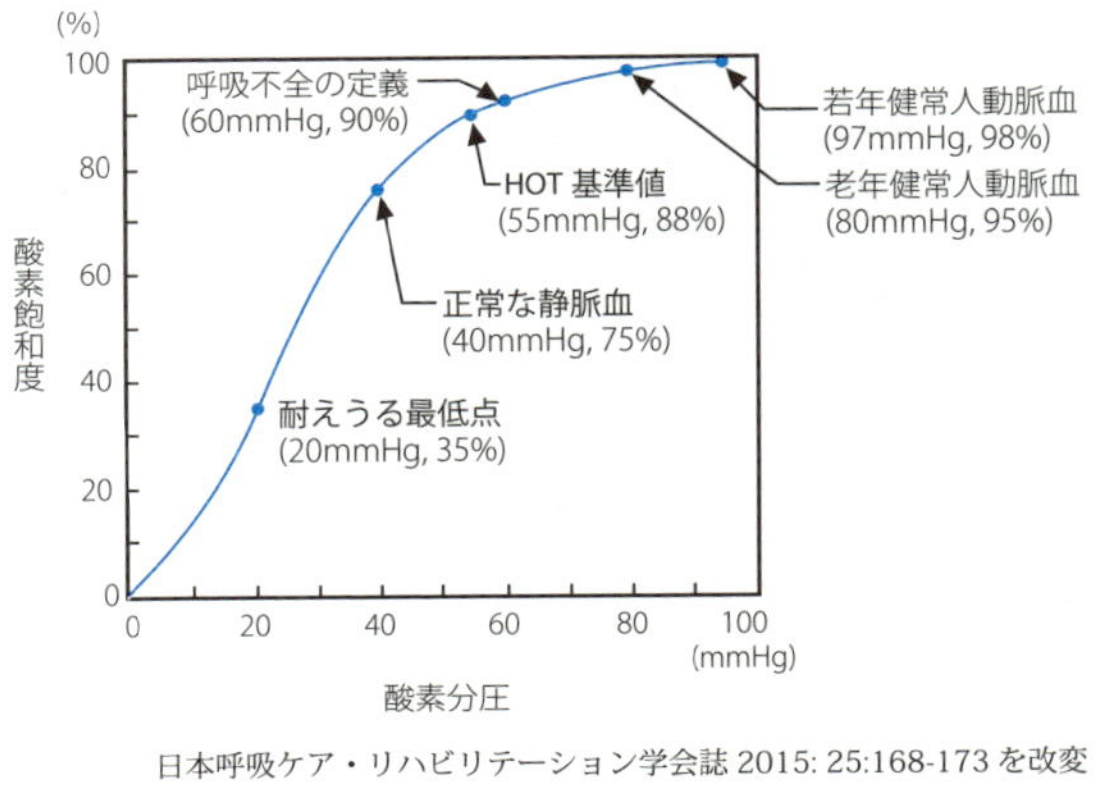

日本呼吸ケア・リハビリテーション学会誌 2015: 25:168-173 を改変

そもそも酸素とは何か

現在、酸素は薬と同じように取り扱われています。街の量販店には、安い酸素発生装置が売られ、また酸素バーがあったり、鍼灸治療院の中にも酸素を吸わせると看板を出しているところがあり、酸素の取り扱いはわかりにくい、誤解の多いものになっています。治療として酸素吸入を用いる時は医師の指示で行われ、在宅酸素療法も処方箋がないと開始できません。酸素は人間をはじめ全ての動植物に必須のものであり、つねに私たちの身の周りを覆っていますが、治療として使う時には医薬品であり、「薬」です。今から240年前に発見された酸素は、極めて身近なところにあるのにいまだにわからないところが多い不思議な「薬」なのです。「薬」ですから足りなければ治療にならないし、多過ぎれば時には危険ということになります。

酸素は生きているもの全ての命を維持していく上で不可欠の「分子」です。動脈を流れる血液中の酸素の濃度が低くなると、体を構成している全ての臓器に酸素が行かなくなり、その結果、臓器を構成している細胞が死に、そのために臓器がはたらかなくなり、命が失われます。酸素療法とは足りなくなった分の酸素を補い、細胞を生かし、これにより臓器がはたらき、命が維持されるようにするものです。酸素が足りない時に最も早く被害を受けるのは脳です。脳は、たくさんの酸素を必要とする臓器として知られています。最近の研究では酸素不足が続くと、脳の海馬《かいば》の萎縮が起こってくる、つまりアルツハイマー病と同じような認知症を起こすことが判明しました。

臓器に酸素を行き渡らせるのは全身をくまなく流れる血液であり、血液の中のヘモグロビンが直接の酸素の運び屋です。ヘモグロビンと酸素が結びついた状態で血液を流れていきます。この血液をポンプ作用で押し出しているのが心臓です。ヘモグロビンが少なくなった貧血では酸素と結びつくものが減っていることになり、心臓の機能が低下した心不全ではポンプ作用がうまくいかず血液が運ばれません。これらはいずれも酸素が足りない原因になります。

●酸素療法の目標と方法

臓器に酸素が行き渡っているかどうかは、動脈血の酸素の濃度（動脈血酸素分圧と呼ぶ）、貧血がないかどうかのヘモグロビン量、心不全がないかどうかの心臓のポンプ作用、の3つが関わっています。酸素分圧が低かったり、貧血があったり、心臓の機能が低下した心不全があれば、酸素飽和度が保たれていても酸素がうまく行き渡らない可能性があります。酸素療法を行う時には、これらのデータを参考にしながら判断することになります。

在宅医療と酸素療法の組み合わせについては6章を参照ください。また、酸素飽和度については150頁のコラムを参照ください。

一般的にいえば酸素療法を行った時の目標は、動脈血の酸素分圧が80㎜Hg以上、あるいはパルスオキシメーターでの測定値が94％以上です。二酸化炭素の分圧が上がって来ないことが確認されていなければなりません。これは動脈血を採血して確認するのがもっとも確かです。私は、歩行したり、眠っている日常の普通の生活の中で、パルスオキシメーターでの測定値が92％以上あることを目標にして治療することにしています。

　酸素を吸入する器具は低流量システム用と高流量システム用があります。これは酸素療法を受ける患者さんが1回に息を吸ったり吐いたりする空気の量（1回換気量と呼びます）を超えた量の酸素量を送り込むかどうかで決めています。入院して最重症の場合に高流量システム用を使うことがありますが、在宅酸素療法の場合は低流量システム用を使います（**図4-4**）。毎日使う器具ですから取り扱いに慣れることが大切です。チューブが鼻粘膜に当たると痛みがあるのでワセリンを塗る人がいますが、これはチューブを劣化させる原因となりますので注意してください。

図4-4　在宅酸素療法のイメージ図

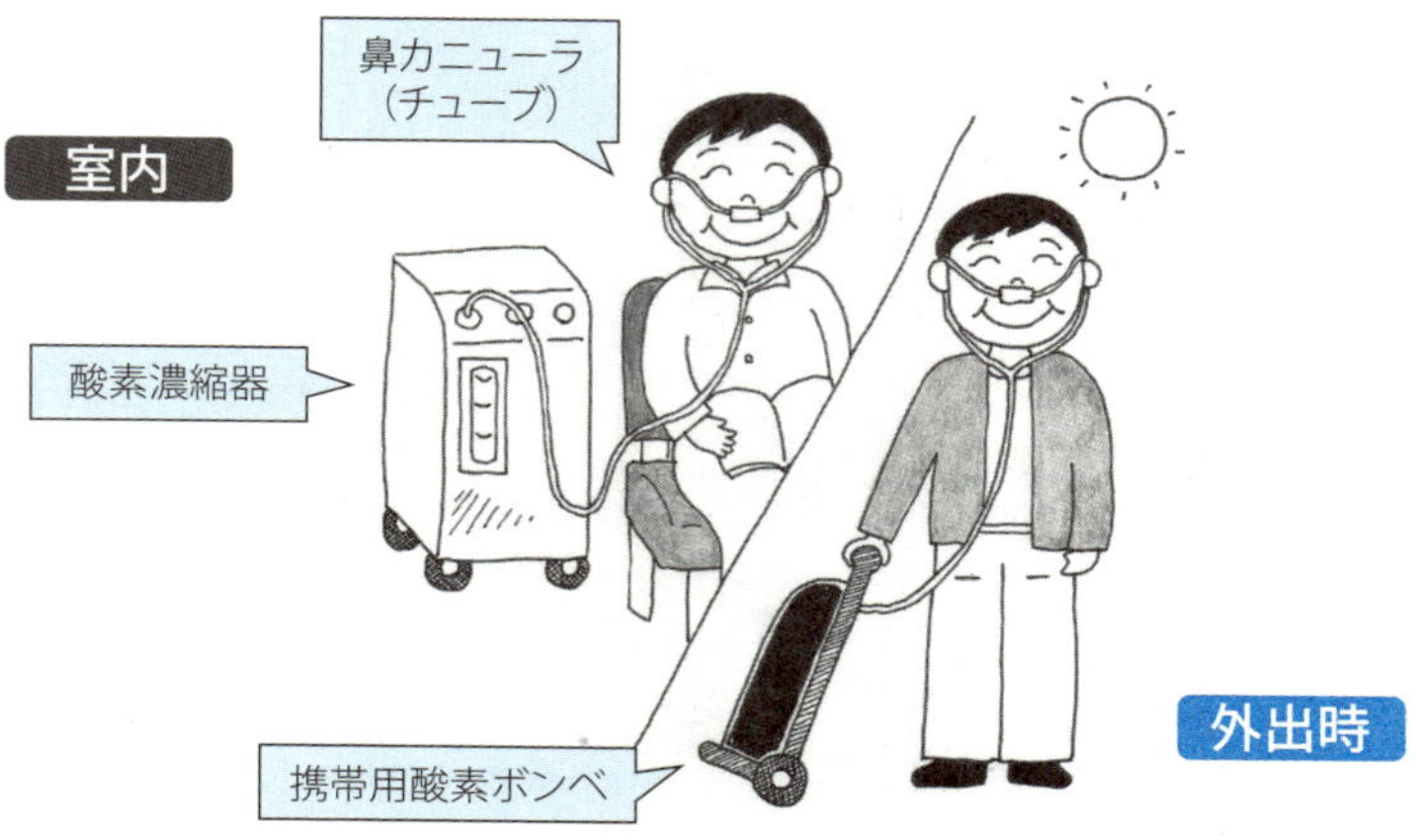

在宅酸素療法の健康保険適用基準

在宅酸素療法（HOT）は数か月～数年間にわたる長期間、酸素療法を継続するものです。動脈血の酸素分圧が足りない状態が続いている場合に行いますが、必ずしもそうでない場合にも健康保険が適用されて治療が行われる場合があります。

表4-1に健康保険が適用される場合の在宅酸素療法の基準を示します。この中で、最も多くの患者さんが使うのが慢性呼吸不全と呼ばれる場合です。これは、普通に空気を吸った安静の状態で動脈血の中の酸素分圧が55㎜Hg以下の場合、あるいは60㎜Hg以下であり、睡眠時や運動負荷時（通常は6分間平地歩行テストで判断）に酸素不足が強くなる場合であり、医師が必要と認めた時に行われます。この測定値はパルスオキシメーターで測定した値でもよいことになっており、酸素分圧55㎜Hgが酸素飽和度88％に相当します。酸素不足、すなわち「慢性呼吸不全」を起こした病気が安定している場合に初めて、自宅で治療を継続するHOTが始められることになります。

「慢性呼吸不全」以外でHOTが健康保険適用になる場合が「肺高血圧症」と「慢性心不全」です。簡便な診断方法として、肺高血圧症には心臓の超音波検査があり、

表 4-1　在宅酸素療法の健康保険適用基準

対象疾患
1）　高度慢性呼吸不全
2）　肺高血圧症
3）　慢性心不全
4）　チアノーゼ型先天性疾患

日本呼吸ケア・リハビリテーション学会誌 2015: 25:168 より

慢性心不全には症状・身体の変化・胸部X線写真が参考となります。血液中のBNPの測定も、決め手になる検査方法として大切です。「肺高血圧症」、「慢性心不全」はいずれも階段や坂道を上る際に息切れが出てくる症状が特徴です。

コラム

酸素不足で暮らす高地住民

ジョン・ウェストは、米国、サンディエゴで研究生活を続ける有名な呼吸生理学者です。宇宙船で過ごす人たちに生じる体調の変化に関する研究で知られています。彼は高地で暮らす住民にどのような体調の変化が起こるかの研究でも知られています。高地での生活にどのように体が順応しているかがわかれば、病気で酸素不足となった人たちの治療に役立つ可能性があります。ウェストは2017年で88歳になりますが、最近も有名な医学雑誌に、高地に住む人たちの医学的な問題について論文を発表しています（2017年）。

現在、2500メートル以上の高地で暮らす住民は1億4000万人もいるといわれています。富士山は3776メートルですが、これ以上の高地の都市で暮らす住民はかなりの数です。国別ではペルー、中国、ボリビアが多いことがわかります（**表4-2**）。海面では空気中の酸素濃度は約100㎜Hgですが、高地になるにしたがい次第に空気中の酸素の濃度は低下していきます（**図4-5**）。この図を見ると酸素吸入が必要となるぎりぎりのところで暮らしている人たちがかなりいることがわかります。また、急に酸素不足の高地に到着した場合と長く住み着いている人たちの酸素分圧を比べると、長く住み着いている人たちでは少し高めになっていることがわかります。高地で生まれた人たちの肺の容積は少し大きめであり、肺胞の数も多いことが知られています。おそらく酸素不足もゆっくり進むのであれば体が順応すると考えられます。

海面の高さに居住している人を酸素なしで高地に連れて行くと、脳が高度の酸素不足でボーッとするようなことが起こります。他方、高地で長く住んでいる人たちを海面の高さに移すと運動能力や思考が高まることが知られています。ウェストは、高地に住む人たちの部屋に機器で酸素濃度の高い空気を送り込むようにしてはどうかと言っています。彼は酸素濃度を約24%に高めるだけで十分だと説明していますが、特に子どもたちのために、という主張にはとても納得できます。

表 4-2 高地に居住する人の数と酸素濃度

地名（国）	人口数	高度 (m)	空気中の酸素濃度 (mmHg)	肺胞での酸素濃度 (mmHg)	動脈の中の血液の酸素濃度
海面		0	150	100	95
ラ・リンコナダ（ペルー）	7,000	5,100	77	47	43
セロ・デ・パスコ（ペルー）	75,000	4,300	86	55	50
エル・アルト（ボリビア）	1,000,000	4,150	88	56	50
ラサ（中国：チベット）	370,000	3,650	94	61	54
ラパス（ボリビア）	850,000	3,650	94	61	54
レッドビル（アメリカ）	2,600	3,100	100	64	58

West JB. NEJM 2017; 376: 1965

図 4-5 高度と酸素濃度

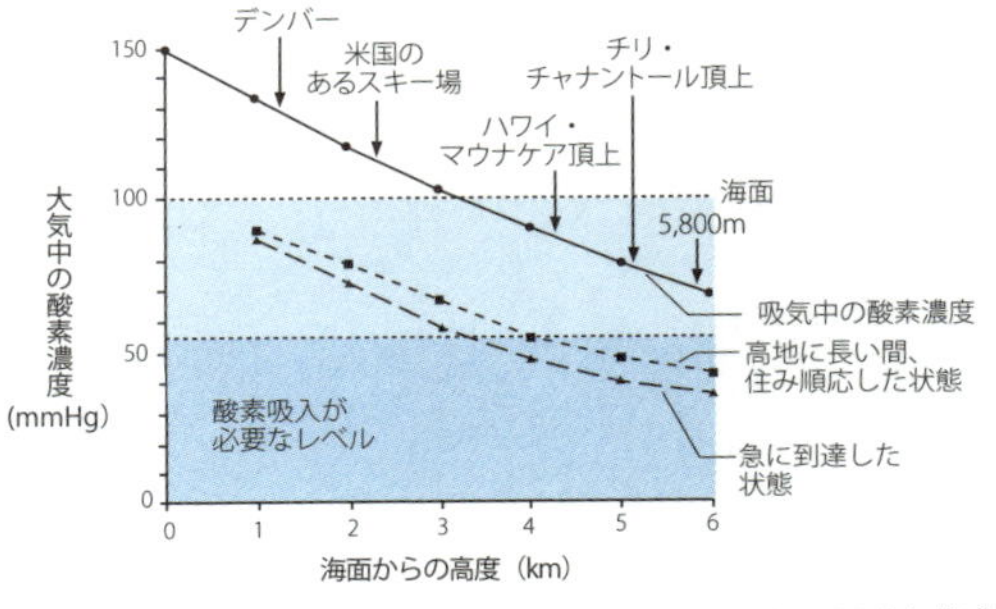

Am J Respir Crit Care Med 2012: 186:1229-1237 より作成

ドクターKIDAのひとこと

ペティ教授の功績を振り返る

在宅酸素療法がコロラド大学のペティ教授によって始められたことはお話ししました。在宅酸素療法はいわば米国で生まれ日本で育った先駆的な治療法で、ペティ教授は、在宅酸素療法のコンセプトを作り上げた科学者であり臨床医でした。教授が提唱したのは「長期」の酸素療法ですが、これに「在宅」と冠がつけられて在宅医療の中で先駆的な治療と分類されたことから、わが国では他国に見られない独自の発展を遂げます。在宅酸素療法は、病院で吸っている酸素療法を単純に自宅で吸うものに変えたということではありません。ここでは、在宅酸素療法の真の目的を知るために、米国でのペティ教授の功績と在宅酸素療法にまつわる話をご紹介します。

ペティ教授は２００９年12月12日に逝去されましたが、米国における「呼吸ケア」学の礎を築くことに貢献されました。ここでいう「呼吸ケア」とは何か。弟子の一人、ピアーソン教授は『呼吸ケア』という英文雑誌でペティ教授は次のように考えていたと紹介しています。

「さまざまな病気によって人間がもつ正常な呼吸生理学の仕組みが障害され、治療が必要となった状態を指す。その中には患者の診断、痰や咳など気道の症状を治療し、酸素が欠乏している状態を治療し、必要ならば人工呼吸器を使うようにする。並行して吸入療法、呼吸リハビリテーション、その他の治療を行うことである」。

わが国ではケアは介護と邦訳されていることもあり、「ケア」と表現すると科学的ではないという響きがありますが、呼吸ケアとは急性期や慢性期の呼吸器病の全般に関わるサイエンスそのものを意味する言葉です。

まだ若い頃のペティ教授を一躍、有名にしたのがＡＲＤＳ（成人型呼吸促迫症候群）という新しい病気の提唱でした。ベトナム戦争では多くの若い米国人兵士が犠牲となりましたが、腹部や四肢など体に大きな傷を受けた人が収容されると、その後、短期間で酸素が高度に足りなくなる重症の呼吸不全となり、その結果、腎臓や肝臓の機能が低下していく多臓器障害となり死亡することがわかりました。Ｘ線写真で見ると肺には細菌による重症の肺炎に似た広い範囲に及ぶ重い障害が起こっており、解剖の結果では肺炎とは異なることが判明しました。細菌で起こる肺炎は抗生物質が効果的ですが、細菌感染で起こるのではないＡＲＤＳでは効果がありません。ＡＲＤＳは発表から50年以上経ったいまでも死亡率の高い難治性の病気として恐れられています。

その後の研究で、新型インフルエンザによる肺炎や中東でラクダから感染するＭＥＲＳ《マーズ》も同じようなグループに入ることがわかりました。いずれも重症で治療が難しい病気として知られています。重症の酸素不足になったＡＲＤＳの患者さんでは気管に細いチューブを挿入して人工呼吸器をつなぎ、一定の圧と容積の空気を呼気ー吸気として間断なく送りこむ治療が必要ですが、その際、吐き切った後、つまり呼気の終わりに少し圧を残す方法であるＰＥＥＰ《ピープ》という人工呼吸器の設定を行い、救命率を高める治療法をペティ教授が発明しました。現在では、全ての人工呼吸器でＰＥＥＰが行われるようになっています。ＡＲＤＳの提唱とＰＥＥＰの発見はペティ教授を一躍、有名にしました。その後に手掛けた研究が在宅酸素療法です。

●酸素療法Q＆A　米国の長期酸素療法に関するアドバイスから

米国胸部学会は会員である呼吸器の専門医が患者さんに適切な情報を伝えるために簡単な冊子『酸素療法』を作成しています。患者さんの疑問に大変わかりやすく答えているので、ここでその冊子の要点を私なりの解釈を加えて紹介します。

〔なぜ患者さんで酸素吸入が必要になるのでしょうか？〕

酸素は全ての人間が生きていくために必須のものです。空気は約21％の酸素を含んでいます。この量は、肺が健康な人や、呼吸器の病気がある人でも十分な量です。しかし、呼吸器の病気の人の中には、普通に呼吸をしていると酸素を十分に取り入れることができない人がいます。そこで身体の機能を正常に保つためには余分に酸素を吸わなくてはならないのです。

重い呼吸器の病気をもった患者さんでは身体の酸素が足りなくなる結果、健康な人のレベルにまで補うために「余分」の酸素吸入を行います。

〔自分に酸素療法が必要かどうかはどのように判断されますか？〕

酸素療法が必要かどうかは動脈血の酸素濃度（動脈血酸素分圧）を測定することにより決めます。これは動脈血ガスの測定とも呼ばれており、通常は手首などの動脈から採血します。そのほかにパルスオキシメーターと呼ぶ簡単な機器で測定することもできます。これを使う利点は、睡眠中や運動中に酸素が足りているかどうかを測定することができる点です。身体の臓器の活動が行われるためには、酸素のレベルは、パルスオキシメーターで測定したときに88％以上に保つ必要があります。

〔どのくらいの量の酸素を吸入すれば良いのでしょうか？〕

医療用の酸素は薬として医師の処方箋のもとで吸入が行われます。酸素吸入の治療方針が決まると、担当医は「流量」「一日のうちいつ頃（何時間）」「どのような機器を使うか」を決めます。つまり、一日中使うのか、歩く時など運動時だけ使うのか、夜、眠っている時だけ使うのかを決めます。酸素ボンベを使って外に出るのは恥ずかしいという理由で、必要であるのに使わなければ、身体に酸素不足による過剰な負担を強いることになります。

酸素吸入は処方箋に指示された通り正しく使うことがいちばん大切です。必要な量と時間を指示された通り使わなければ、脳と心臓が酸素不足で傷害を受ける可能性があります。特に脳の酸素不足は決まった症状が出るわけではなく、疲れやすい、記憶力が低下したというような訴えになりますので、気づくのが遅れることがあります。また不要なのに多量の酸素吸入を行うことは、肺にはかえって害になることがあります。街中で行われている酸素バーはまさにこれに相当する可能性があり、注意が必要です。

〔眠っている時にも酸素吸入が必要ですか?〕

健康な人でも眠っている時には呼吸は緩やかになります。そのため、昼間にじっとしている時に酸素不足の人は、眠っている時にはさらに酸素不足が強くなります。脳は眠っている時でも多量の酸素が必要ですから、眠っている時の強い酸素不足は脳を傷つける可能性があります。患者さんの中で昼間には酸素吸入が必要はないのに眠っている時だけ必要となる人がいるのは、このような事情によるものです。このような時は担当医が夜間の酸素の低下が起こっていないかを確認して、必要量の酸素を処方します。

〔運動する時に酸素吸入が必要となるのはなぜですか?〕

日常の生活では、歩行などの軽い運動でも余計にエネルギーを消費します。だから酸素吸入が必要となるのです。日常の生活で平地を歩いてどのくらい酸素が足りないのかをはっきりさせるために必要なのが、6分間平地歩行テストです。簡単で安全にできる検査であることから広く行われています。

〔酸素吸入はいつもしなければならないのですか?〕

重い慢性の呼吸器の病気をもつ患者さんでは、酸素療法が必要となります。なかには、一度酸素療法を始めると癖になり、しかもだんだんその量が増えていくのではないかと心配する人がいます。確かに急に病気が悪くなり入院治療となった場合には、一時的にいつもよりも多い量の酸素吸入が必要となる患者さんもいます。しかし、急な悪化が治り元の状態に戻ると、酸素の量も元の量に減らしていくことができます。自分の判断で酸素吸入を中止してはなりません。危険です。

〔酸素療法を行っている時に自分で気をつけなければならないことは何ですか?〕

吸入する酸素は多過ぎても少な過ぎても危険です。酸素療法を行っていてもだるさを感じる、朝、起床時に頭痛がある、息が苦しい、というような症状がある時には必ず担当医に相談し、適切な酸素量を確認しましょう。

〔酸素吸入を行っている時に注意しなければならないことは何ですか?〕

酸素は安全なものであり、指示された通り使っていれば極めて効果的です。それだけで燃え上がったり、爆発することはありません。しかし、酸素を炎に近づけると急に燃え上がり、急に大きくなります。これはとても危険です。以下、具体的な注意点を挙げます。

- 酸素吸入を行っている時には決してタバコを吸ってはいけません。タバコが急に燃え上がり顔に大やけどをします。
- 酸素は裸火《はだかび》から少なくとも2メートルは必ず離しましょう。
- 液体酸素のボンベを使っている場合には、ひっくり返らないように十分注意しましょう。

本章のエッセンス

・ＣＯＰＤが重症になると慢性的な酸素不足となります。
・酸素吸入はこれらの悪循環を避けるためのリハビリテーションです。

5章
包括的呼吸リハビリテーションを取り入れて活動性を保とう！

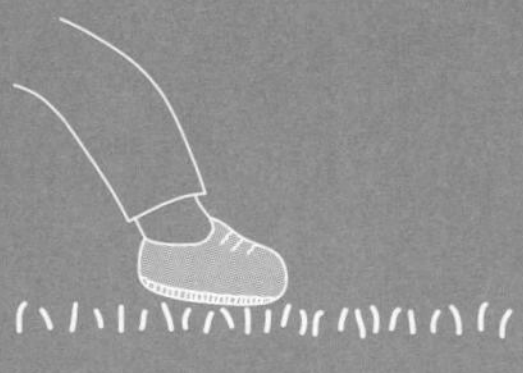

ＣＯＰＤは息切れが強くなると日常の活動が制限され、寝たきりに近い生活になることがあります。活動力をなるべく高め、増悪《ぞうあく》を防ぐためにはリハビリテーションが大切です。リハビリテーションは運動だけでは不十分であり、総合的な内容でなければなりません。この総合的なリハビリテーションの考え方が「包括的呼吸リハビリテーション」です。自己流の激しい運動はかえって危険です。

この章では日常生活の活動性が保てるよう、「包括的呼吸リハビリテーション」の考え方、プログラム、成果などを説明します。章末には「包括的呼吸リハビリテーション」の詳細な定義や歴史的変遷も紹介していますので、ぜひ目を通してください。

COPDで活動性が低下すると……

どの患者さんも、人間は生まれたら死ぬことになっているのだから死ぬのは怖くない、怖いのは寝たきりになり、自分のことが自分ではどうにもできず家族や周囲に迷惑をかけることだと言います。私たち医療者の治療の目標も、いのちの長さを単純に延ばすよりも、快適に暮らせる時間や友人や家族と過ごせる時間をできるだけ延ばすことです。

私は、典型的なＣＯＰＤの患者さんが、外出ができなくなる、トイレに歩いて行くのがやっとになる、家では酸素を吸いながら不自由な生活になるという過程を数多く見てきました。夫婦二人で暮らしている男性患者さんの場合、まず女性の方が、家事と介護の負担に加え、自分自身の健康状態が不調となり、もう自宅では看られません、と音を上げます。以前は、パートナーの負担を軽くするために、レスパイト入院と称して2週間くらい患者さんを病院で預かり、ひと息入れてもらい、小旅行などを楽しんでもらうというような配慮もできたのですが、病院のベッドに余裕がなくなり、急性期の患者さんだけを入院対象としている今では難しくなりました。

身体の機能が低下し、不調となる（**図5−1**）ことを、身体のコンディションが悪くなるという言い方をします。呼吸器の病気をもつ人のコンディションがゆっくり低下し、悪くなるのは〝身体を構成する筋力の低下〟が原因となることが多いものです。つまり脱コンディション、英

図 5-1　COPDにおけるリ・コンディショニングとディ・コンディショニングの概念

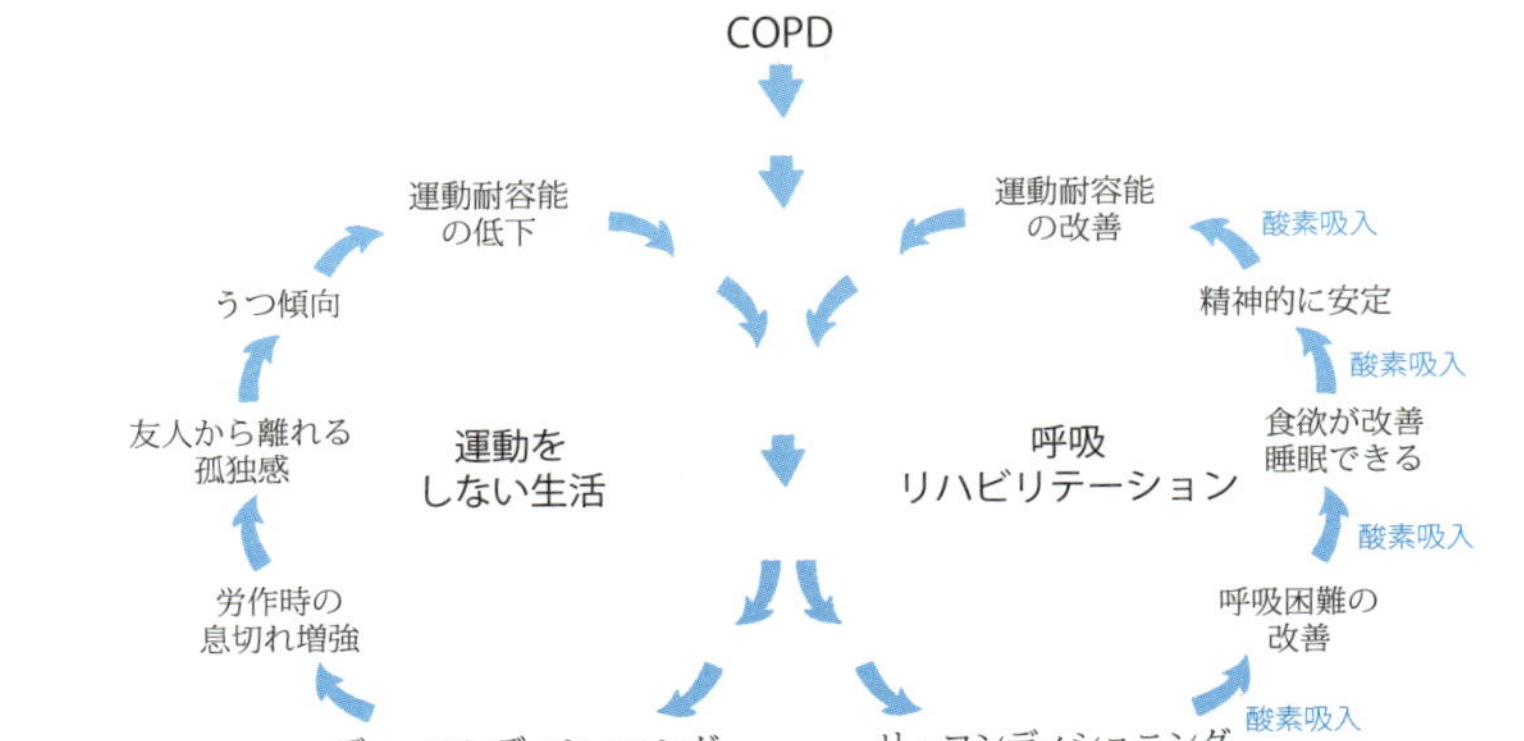

Cooper CB. Long-term oxygen therapy. IN: Ed. by Richard Casaburi, Thomas L Petty. Principles and Practice of Pulmonary Rehabilitation. W.B. Saunders Company. Philadelphia, Pennsylvania, 1993. pp.183-203.

語の表現ではディ・コンディションといいます。こうなると呼吸が苦しくなり、坂道や階段をやっと上るようになります。友人との交流も少なくなり、家族と一緒に出かけることも簡単にはできなくなります。気持ちも落ち込みます。この落ち込みがさらに病気を悪くさせます。ヤケになり、薬も指示された通りに使わなくなり、さらに病気は悪くなっていきます。COPDを含む多くの慢性の病気では、活動度が低下すると認知症が進むことが指摘されています。最近の研究論文にもCOPDの患者さんに認知症が多いことが記されています。

ディ・コンディションとは反対に、コンディションを元に戻すことをリ・コンディションといいます。呼吸リハビリテーションとは、言葉を変えれば酸素吸入を行うことでリ・コンディションを進めることです（**図5－1**）。リ・コンディションには酸素吸入が効果的です。これを正しく理解していれば、「酸素を吸うような末期になった」というふうに悲観的に考えてしまうこともなくなります。

大まかにいえば、COPDの治療の目的は、息切れを軽くして活動度を高めることです。この考え方は全ての慢性の呼吸器の病気に共通する治療の目的であるといえます。呼吸が楽にできるようになり、外出の機会も増えるようにする、友人や家族と遊びに出かけ、軽い仕事が一緒にできるようになれば精神的にも安定することでしょう。病気で落ち込むことも少なくなり、病気と向かい合って自分の力で生きようとするようになります。不思議なことに、軽く汗をかくような仕事や散歩でも元気が出てくるものです。一人で病気のことだけを思い、悩んでいては解決しません。身体の活動性を高めることと精神的な安定性は同じ方向に向かうかのようです。

コラム

慢性の呼吸器の病気で起こり得ること…病気の連鎖

「包括的呼吸リハビリテーション」について説明する前に、慢性の呼吸器の病気で起こることを知っておく必要があります。多くの慢性の病気では次々と新しい病気が合併し重症になることが多いものです。たとえば、中年の頃は高血圧だけだったのに、①コレステロールが高くなる、②脂質異常症が強くなり、さらに肥満となりいびきをかくようになる、③糖尿病が加わり、しかも眠っている時に呼吸が止まるようになる、④睡眠時無呼吸症候群となり、それを放置していたところ、⑤発作性の心房細動を起こすようになる、その結果、心臓の中で作られた血栓が脳にとぶ、⑥脳梗塞を起こした……。私が診ている患者さんの中には、このような病気の連鎖となっている人がたくさんいます。医師は連鎖が起こらないよう治療を行いますが、もぐら叩きのように薬を加えていけば今度は薬の副作用という新しい問題が出てきます。

慢性の呼吸器の病気は肺だけの病気ではありません。COPDでは肺だけでなく全身にさまざまな障害が出て、その結果、日常の生活が不自由になることがあります。患者さんの半数はうつ状態に近い落ち込みになるといわれています。日常生活の中で重いものを持ったり、坂道を上るたびに強い息切れがあれば誰でも憂うつになると思われます。

COPDの遺伝子を研究した最近のデータでは、COPDの患者さんにはうつになりやすい遺伝子を持っている人が多いことがわかっています。タバコにはニコチンが含まれています。そのニコチンは短期的にはうつを防ぐ効果があることから、ニコチン依存症となり、タバコから抜け出ることができない人は長期的にはうつに陥りやすくなるというデータもあります。タバコを吸う人の約3分の1がCOPDになるといわれていますが、その中にはうつ状態になりやすい人が特に多く含まれている可能性があります。

また、COPDの患者さんでは、肺の機能に異常が起こる前の早い時期で四肢の筋力が弱くなるような異常が現れるという研究があります。COPDは、肺に治りにくい炎症が起こり、タバコをやめてもこの炎症は進みますが、四肢などの筋肉にも肺と同じような炎症が起こることが知られています。

動脈硬化もCOPDの患者さんに多くみられる病気です。特に心臓の冠動脈に動脈硬化が起こりやすく、そのためCOPDの患者さんの約3分の1は心臓病が死亡原因になるといわれます。

心臓だけでなく脳梗塞も起こしやすく、下肢の動脈が細くなる閉塞性動脈硬化症も多くみられます。これは下肢に十分な血液が流れにくくなる病気であり、歩行で痛みを感ずるなどの症状が特徴的です。さらに併存症には認知症も挙げられています。

つまり、COPDという病気は「全身のいろいろな臓器に機能障害を起こす病気」といえます。COPDの患者さんを診る医師は常に肺以外の病気があることを考えて、全身に目配りをしながら治療をしなければならないのです。患者さんの一人ひとりが置かれた状況を見定め、その治療は「全人的な治療」として展開することが必要です。「包括的呼吸リハビリテーション」は全人的に診る時の考え方であるともいえます。

一人暮らしかあるいは誰かと暮らしているのか、昼間は独居で夜間には家族が帰ってくるのか、買い物はどうしているのか、食事は誰が作ってくれるのか、薬を間違えずに服用したり吸入したりできるのか、などなど。治療に際しては、これらのことが十分にわかったうえで一人ひとりについてプログラムを作成し、進めていきます。深くその患者さんの置かれた状況を知ることによってきめ細かく治療の方針を決めることができます。多くの患者さんを診て、一人暮らしの貧しい人がつねに困っているわけでなく、逆に裕福な人が幸せに暮らしているのではないことを痛いほど感じます。これら全てが快適に生活を送る、すなわち毎日の生活の質（ＱＯＬ）に深く関係しています。最終的にはそれらの総和がその人の寿命を決めることになるのです。

どの程度の機能障害があるかを知ることは治療を進めるうえで大切なことです。たとえば6分間平地歩行テストや体重、握力、栄養状態は簡単で繰り返し実施できる便利な検査です。これらによって多くのことを知ることができます。私たちは6分間平地歩行テストの結果を重視して診療しています。テストの結果は、ところどころで信号を見ながら地図を確認しながら走っているドライブのようです。今どの辺を走っているかわからない状態で長い旅を続けても、いつまでたっても目的地が見えるはずがありません。さらに機能障害だけでなく、何ができて何ができなくなったかという「能力障害」、病気になって不眠や落ち込みを起こす「心理的障害」、友人たちとの交流もなくなる「社会的不利」も知る必要があります。慢性の病気はこのようにして診ていかなければ、病気で次々に起こってくる問題は解決できるはずがありません。

米国の「呼吸リハビリテーション」を視察して

1994年、環境庁（当時）の外郭団体、（旧）公害健康被害補償予防協会（現、環境再生保全機構）から研究テーマの公募がありました。私は、わが国の呼吸リハビリテーションが米国やカナダで行われている様式と著しく異なり、また効果を上げていないことから、「欧米型呼吸リハビリテーション」をわが国に導入したい、そのために必要な研究を進めたいと応募したところ、運よく採択となりました。

研究を開始するにあたって、担当の責任者との面接があり、特別の希望がありますかと尋ねられました。私は、欧米の呼吸リハビリテーションがどのように行われているのかをこの目で直接見たいと頼んだところ、視察費用を認めますという、思ってもいなかった結果になりました。頂いた費用は3人分の旅費でしたが、格安航空料金を利用し、計11人の研究者全員が見学に出かけ、節約に節約を重ねた海外視察旅行を敢行しました。見学場所は、ペティ教授のお弟子の先生が関わっているところを選びました。この見学こそが全てを変えていく出発点になったと、感謝しています。こうして私たちはわが国に合った「呼吸リハビリテーション」の開発に取り組むことになりました。

セント・ヘレナ病院

1995年1月25日のことでした。最初に訪問したのが、米国、サンフランシスコの近くのワイン製造地として有名なナパ・ヴァリーにあるセント・ヘレナ病院です。この年の1月17日に阪神淡路大震災が起こり、その直後の訪問であったため、地震被害者の人たちのリハビリテーションを行うために見学に来たと、早とちりした地元新聞社の取材を受けたこともありました。

この病院の院長はジョン・ホジキン先生でした。周囲にブドウ畑が広がる高台にあるこの病院では、たくさんのCOPDの患者さんが運動療法を行っていました。寝た状態で腹式呼吸の練習をしている人は誰もいません。トレッドミルや自転車エルゴメーターを使って、みんな汗びっしょりで運動をしている姿が印象的でした。私たちはホジキン先生から呼吸リハビリテーションの考え方について講義を受け、基本的な考え方を学びました。

後日談になりますがホジキン先生に東京に来ていただき、講演してもらいました。また、ホジキン先生が編集された英語版単行本、『呼吸リハビリテーション：成功のためのガイドライン（第3版）』（2000年）に、私は米国胸部学会で発表したわが国の呼吸リハビリテーションの現状と課題を執筆しました。国内で呼吸器の病気の治療に力を入れている大きな病院を対象にアンケート調査をし、わが国の呼吸リハビリテーションに共通する問題点を解析し、将来像を提言したその内容を論文としてまとめてほしいと言われたからです。その中で、私は欧米で行われているような呼吸リハビリテーションを直輸入する形で取り入れたとしても、日本人の患者さんには受け入れられないので、日本型の呼吸リハビリテーションを組み立てる必要があると提言しました。

リットル・カンパニー・メリー病院

次に私たちは、ロサンゼルスにあるハーバーUCLA（大学）で呼吸生理学の研究者・カザブリ先生と組んで、呼吸リハビリテーションを進めているリットル・カンパニー・メリー病院を訪ねました。ここは、看護部長のメリー・バーンズさんの主導で呼吸リハビリテーションを進めていました。ちょうど、その日には長期酸素療法を行っている患者さんが集まるクラスが開かれていたので、私たちもそこに加えていただきました。

この病院では呼吸療法士の資格を持った人が数人の患者さんを前に講義をしていました。朝、起きてから夜寝るまでのすべての行動、それぞれの場面を想定して、この時にはこうしなさい、この場合にはこうしなさいと生活に密着した指導をしていたことが印象的でした。息切れが強くなるような動作として、かがんで物を拾う時、大きな荷物を運ぶ時などと例を挙げ、具体的な注意を細かく教えているのです。運動も、セント・ヘレナ病院で行われていたように汗をかくような強度の強いものを呼吸療法士がつきっきりで指導していました。

ここでは患者さんに細かく日常生活の注意点を教えることもリハビリテーションの重要な項目となっていることを知りました。この病院の呼吸リハビリテーションは、内容が細やかで指導者の看護部長バーンズさんの考え方が強く出ていることが特徴でした。

重症のＣＯＰＤで在宅酸素療法を行っている患者さんたちがまるでスポーツ選手のような恰好をして運動をしている姿がとても驚きでした（**図5-2**、**図5-3**）。なかには酸素吸入しながら泳いでいる人もいました（**図5-4**）。

図 5-2
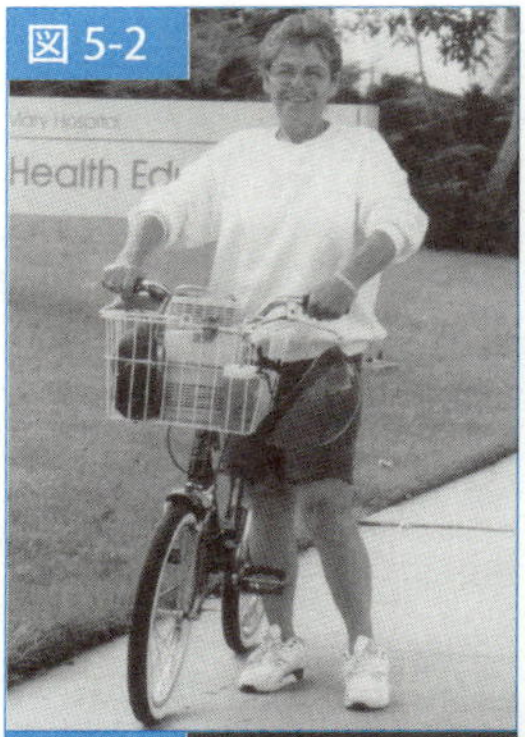

図 5-3
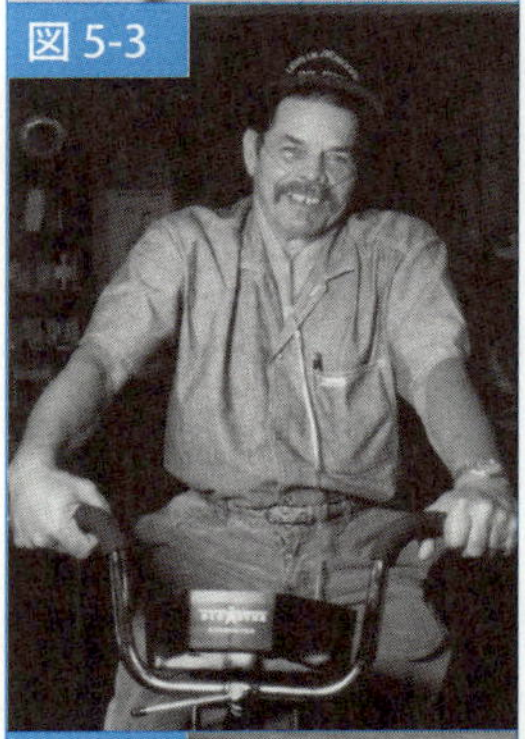

図 5-4
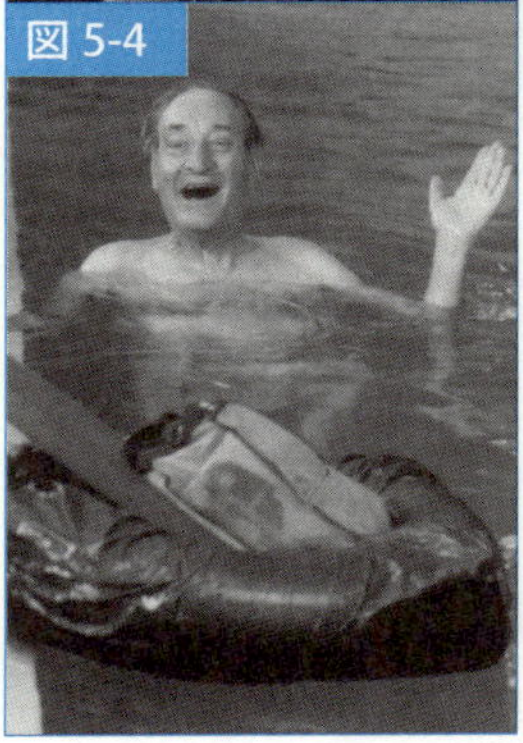

クワキニ病院

次いで私たちは、ハワイにあるクワキニ病院を訪ねました。ここは日系人たちがお金を出し合って再建した新病院です。クリス・原さんという日系人の方が案内してくれました。ここでは酸素の業者が病院の中に1室を持って酸素療法のサポートを行っていると言っていました。米国式の規制緩和策の発想では、このように診療現場が必要としていることを、病院側が賛同し、業者も協力しながら病院運営の中に組み込んでいけるのが素晴らしいと思いました。日本では規則でがんじがらめになっており、とてもこのような形でのリハビリテーションはできないと思われます。

また、在宅酸素療法をしているほぼ寝たきりに近い患者さん宅も訪問させてもらいました。高台にあり、老夫婦二人の静かな中での生活はとても印象に残りました。患者であるご主人はほぼ寝たきりに近い状態で酸素療法を行っていました。別室で奥さんに一人で介護にあたるのは大変でしょうと話すと、地域でサポートしてくれるシステムが整っているから大丈夫ですと言っていました。

新しく作り上げる

この視察旅行で得た情報は極めて貴重でした。基本となる考え方は共通しているが実際の運用は現場に委ねられている、質を上げるために病院スタッフは最大の努力をする、その質の高さを患者さんたちが自分たちで評価、判断して自分が受けたい治療を自分で選択するというものです。呼吸リハビリテーションの内容とは固定的で決まった形ではなく、それぞれの病院が工夫した独自の治療プラン、「医療の商品」として患者さんたちが選択できるシステムであることがわかりました。

ここでは「病院」は単なる名称ではなく、「そこに働く医療チームを構成するメンバーによる共同の医療」を意味していました。一人ひとりではなくチームとして大きく働く。このような考え方は現代の米国で行われている医療の特徴ともいえるものです。開拓時代を経て今に至った米国式医療の典型的な形であるということもできます。

しかし、国民皆保険のわが国の状況は米国とは大きく異なっています。わが国では米国の良さのどの点を取り入れていき、どのような形にすべきだろうか。私は悩みました。もう一度、欧米から報告されている論文の多くを読み、考えついたのが「包括的呼吸リハビリテーション」です。最初は、「欧米型呼吸リハビリテーション」と名付けたのですが、自虐的な名称でもあり「包括的呼吸リハビリテーション」と命名しました。この多様な中身を含み、一人ひとりの患者さんに最も適した治療内容をセレクトして行うリハビリテーションの基本的な考えは、米国での視察によって学んだものです。

また、これは私たちがこれから実践していくための作業仮説となるものでした（**図5-5**）。

これを進めていくのは患者さんを取り巻く環境の中で組むことが可能な医療チームです。最低限の小さなチームは、患者さんがいて、治療にあたる医師がおり、一緒に働く看護師がいる、医師と看護師は呼吸リハビリテーションの進め方を知っている、このような形でもできるというのが基本の考え方ですが、わが国の保険医療では、訓練室の広さ、理学療法士がいることなどが求められており、なによりも都会は、一定の広さの訓練室をとるのが難しいという事情があります。規制の緩和を強く求めたい領域です。

このような事情から呼吸リハビリテーションの施設は全国で不足しています。条

図 5-5　包括的呼吸リハビリテーションの流れ

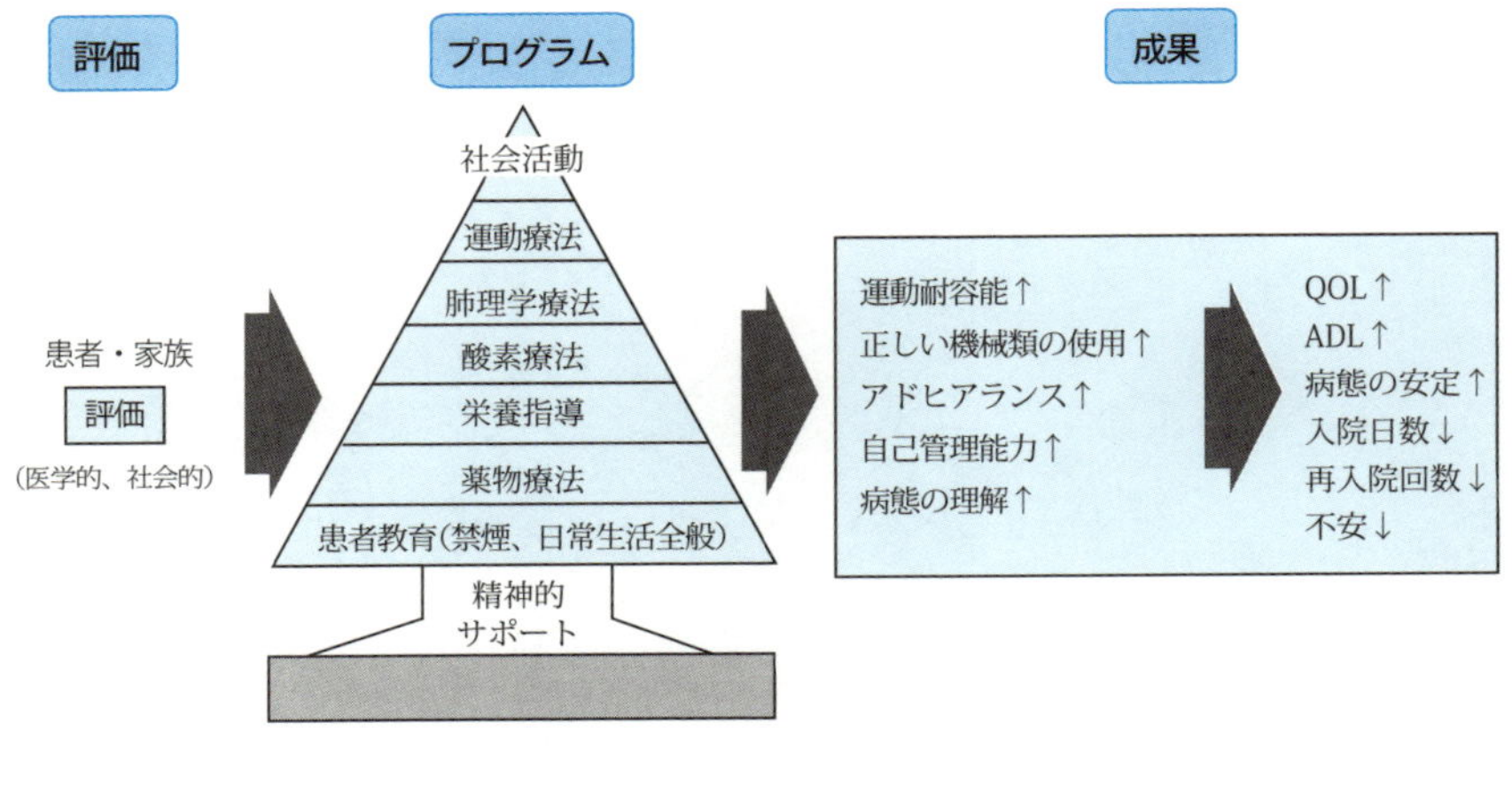

木田厚端『包括的呼吸リハビリテーション：チーム医療のためのマニュアル』, メディカルレビュー社, 1998 より 引用改変

件が多いのですが、それに対する診療報酬の点数が低く、採算が取れないことが理由です。以前、米国のデンバーでスーパーマーケットに隣接した小さな施設で、呼吸リハビリテーションを行っているのを見学して感心したことがあります。買い物のついでにリハビリを実施できれば、これこそ日常生活に密着したものといえそうです。

余談ですが、最近、抗がん剤の医療費が膨大なものになり国民医療費を急激に押し上げることが社会的な問題になってきています。それに比べればリハビリテーションにかかる医療費は微々たるものといえそうです。少し考え方を変えた医療政策ができれば、簡単に解決しそうに思えてなりません。

チーム医療については、191頁で、より詳しく説明します。

ドクターKIDAのひとこと

ペティ教授の闘病に見る活動性の大切さ

ペティ教授は、先にお話ししたように長期酸素療法の父と呼ばれる臨床医ですが、自身も原因不明の肺高血圧症という病気になり、酸素を吸う生活を送っていました。友人が働いていた米国、ロチェスターの有名病院、メイヨー・クリニックで心臓の手術を行い入院したこともあります。数日間の入院の後、友人のルイーズ・ネットさんが運転する車でデンバーの自宅までを、酸素を吸いながらドライブで帰ったこともありました。

数種類のがんの治療もしていて、文字通り自分自身が満身創痍《まんしんそうい》の中で他の患者さんたちを励まし続けていたのです。教授自身が患者の立場で一緒にもがく生活を続けていました。

教授は釣りが大好きでしたから、酸素を持って健康な時と同じように生活を楽しんでいました（**図5-6**）。その中でリハビリテーションの大切さを格別、実感されたようです。医療、医学に対する教授の考え方は、理論を重視するのではなく実践を最優先事項としていました。

図5-6　ありし日のペティ教授

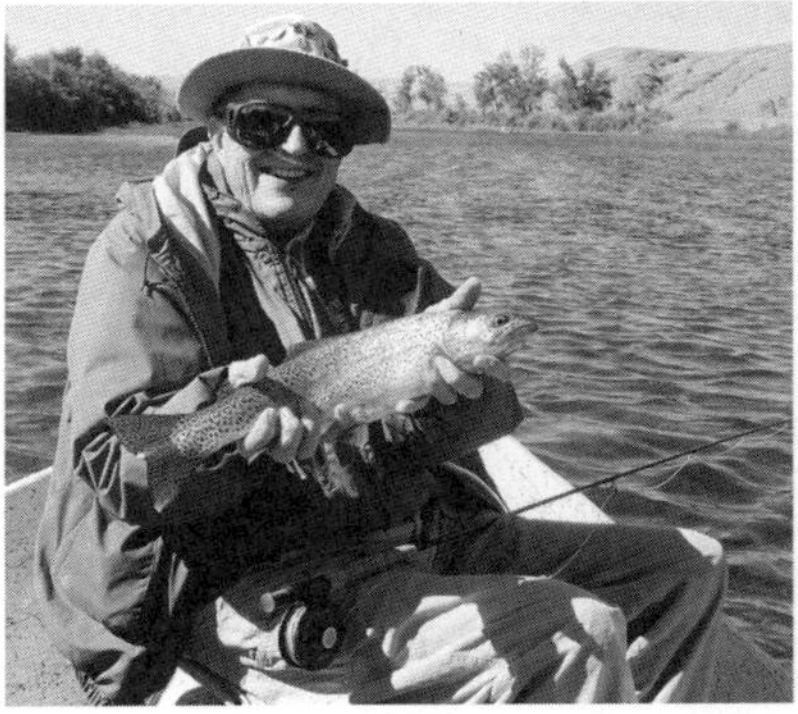

●「包括的呼吸リハビリテーション」の考え方と流れ

ここでは「包括的呼吸リハビリテーション」の考え方と流れを紹介します。これは、私たちが過去20年間にわたり研究、実践を一体化させ、進めてきた医療の新しい考え方です。『包括的呼吸リハビリテーション：チーム医療のためのマニュアル』として１９９５年に公害健康被害補償予防協会から出版され、約８０００部が全国の各自治体、保健所に配布されました。１９９５年の発表段階ではいわば理論でしたが、２０１７年現在では実証されるデータが多数発表されています。日本呼吸器学会が作成した『ＣＯＰＤ診療のガイドライン』（第3版、第4版）にこの考え方が引用されています。

「包括的呼吸リハビリテーション」は慢性の呼吸器の病気を持つ全ての患者さんに有効ですが、私はいちばん症状が重い状態のＣＯＰＤ患者さんこそ最初に取り組むべきであると考えています。在宅酸素療法の治療効果をできるだけ高めることが最大の目的だからです。

「包括的呼吸リハビリテーション」の流れは**図5-5**（１７７頁）に示したように、大きく次の３つから成っています。

第1は、「**評価**」ということです。これは診断という言葉にも置き換えられますが、正確な診断だけではなく患者さんが生活している社会的な情報が大切です。誰と暮らしているのか、患者さんの病気について一緒に支えてくれる人があるのか、それは誰なのか、その人の健康状態は良いのか、という詳しい情報が必要です。また住んでいる自宅に階段があるか、どのような部屋、間取りで暮らしているのかが必要な情報となることがあります。それに合わせた運動を考える必要があるからです。

第2は「包括的呼吸リハビリテーション」の具体的内容、すなわち「**プログラム**」です。

第3は「包括的呼吸リハビリテーション」を受けた患者さんにどのような効果が期待されるかという「**成果**」です。以下、順に説明していきます。

●「包括的呼吸リハビリテーション」に必要な評価

包括的呼吸リハビリテーションで効果を上げるために大切なことは患者さんの病気を正確に知ることだけでなく、患者さんを取り巻く情報をきちんと知っておき、それに備えるということです。たとえば、私が診ている在宅酸素療法をしている患者さんの中に息子と二人暮らしの人がいます。患者さんには軽い認知症があります。息子は朝早く仕事に出かけ、夜遅くに帰宅します。この人の場合には、服薬がうまくいっているのか、食事の用意は誰がいつ手伝うのか、買い物は、交友関係はと、一日の生活パターンの全体がわかって初めて、運動はどのようにする、酸素吸入はどのように行うのか、という患者さんの個別性に合わせた指導ができるようになります。

COPDの研究は、ここ10年間で驚くほど進歩しています。新しい薬も使えるようになりましたが、薬が効果を上げるためには、それ以外の多くの情報や注意が必要です。リハビリテーションは最初の頃は運動をすることだと思われていましたが、これだけでは足りないことは自明です。病気になっても全ての機能が失われるわけでは決してありません。人間にはなんとか元に戻ろうとする確かな復元能力が備わっています。「包括的呼吸リハビリテーション」のゴールは日常の生活で患者さん自身が持っている最大の機能を発揮することにより、できるだけ自分自身の力で生活することを目的とし、可能にするものです。

「包括的呼吸リハビリテーション」の基本プログラムと精神的サポート

「包括的呼吸リハビリテーション」は7つの基本プログラムとこれを支えていく精神的サポートから成り立っています。ここでは概略を説明します。

基本プログラムの概略

①患者教育（特に禁煙と日常生活の指導）

入浴、食事、排泄、睡眠など日常生活の全てにわたり改善点を指導します。一度禁煙に成功しても少し楽になると隠れて再び喫煙する人が多いので、怪しいと思われれば反復して禁煙指導を行います。これは主に医師、看護師が指導します。

どうしても禁煙できない人は健康保険を使った禁煙外来を受診してもらいます。

②薬物指導

薬の正しい使い方と効果、副作用について説明します。特に吸入薬の使い方は薬によって異なります。正しい使い方をしなければ効果が出ません。これは医師、看護師、薬剤師が担当します。

③栄養指導

痩せている患者さんには体重を増やすように指導します。筋力を増強させるため高カロリー食、高たんぱく食の指導を細かく行います。

太り過ぎの患者さんには減量の指導を行います。医師、看護師、管理栄養士が指導します。

④酸素療法

機器の取り扱いでは具体的に細かな注意点を指導します。酸素吸入の時間と量を正確に教えます。救急時の指導、災害時にはどうするかについても教えます。これは医師、看護師などが担当します。また酸素業者は自宅に設置した時に機器の取り扱い方や注意点を教えてくれます。さらにその後、定期的に機器のメンテナンスを行うために訪問します。

⑤肺理学療法

痰が多い場合には、痰の出し方を指導します。息切れが強い場合には横隔膜をできるだけ有効に使った呼吸法を取得することが大事です。腹式呼吸は横隔膜呼吸法とも呼びますが、寝た状態、すなわち臥位《がい》の状態で練習し、慣れたら座った状態でもできるようにします。それができるようになれば、ゆっくり歩いた状態でもできるように練習します。歩行など体を動かす時や重い荷物を持つ時、坂道を上る時などには口すぼめ呼吸を行うようにします。生活行動の中に取り込むのがコツです。上手に行えるようになると息切れが改善され、酸素飽和度も数%上がることがわかっています。これは医師、理学療法士、看護師などが指導します。

⑥運動療法

運動は包括的呼吸リハビリテーションの中でも中心となる治療法です。写真や図を眺めて同じことをしようとしてもうまくいきません。運動をどのように間違いなく行うかは実技指導が大切です。これには呼吸器の病気の治療に詳しい理学療法士の指導が向いています。周りにどうしても専門の理学療法士がいない時には医師、看護師らが指導します。スポーツジムのトレーナーの中には病気があることを考慮した運動の方法を教えてくれる人もいますが、健康人が主な対象であり視点が異なるので任せるわけにはいきません。運動中の危険についての細かな注意が必要です。

日常生活での活動度を高めるためには筋力をアップさせなければなりません。息切れをひどく感じさせず歩行距離を伸ばすこと、歩行時には酸素飽和度がなるべく下がらないように、またエネルギーをなるべく使わないような省力化を覚える必要があります。息切れを和らげるにはとりわけ上肢の運動が大切であるといわれます。生活の範囲を広げるためには下肢を鍛える必要があります。さもなければ筋力が低下し次第に動けなくなっていきます。

運動を病院やリハビリの施設で行う時は医師や理学療法士が立ち合いますので、できるだけ強めの運動を行いますが、自宅で行う時は安全を考え弱めにせざるを得ません。運動は強い運動で頻度を少なくするか、弱い運動で頻度を多くするかです。効果は両方とも同じに近いといわれています。自宅でしかも自分一人で行う運動は弱めにして、1回を長く、できれば毎日、行ってもらうよう私は指導しています。根気良く、あきらめずがコツです。

運動を安全に行うためには、どのような運動をどこまでの強さで、行う時間をどのくらいにするか、またどのくらいの頻度で行うかを決めなければなりません。そのために必要な心臓と肺の検査を行い、結論を出しておく必要があります。

ＣＯＰＤでは肺が狭い胸郭に囲まれた中で膨れ過ぎになっています。心臓は左右の肺に取り囲まれています。運動で激しい呼吸となるたびに膨れ過ぎの肺には強い力がかかります。それは強く心臓を押したり引いたりすることになります。激しすぎる運動が危険な理由がここにあります。実際、私が診ている患者さんの中には、自己流で強い運動をやり過ぎ、心臓の機能に異常を来した人がいます。「自己流の運動は危険！」を忘れないでいただきたいと思います。運動について、さらに詳しい情報は3章の１０８頁を参考にしてください。

⑦ 社会活動と友人との交流

若く元気な頃はあちらこちらへの旅行を楽しんでいたし、趣味もあった、多くの友だちもいた。しかし、年をとって、さらに呼吸が苦しくなるような病気を抱え、すべてができなくなったと嘆く患者さんがたくさんいます。高齢になり、若い頃と同じ行動を継続することが無理であっても、病気に合わせて趣味を続け、日常の活動を高め、旅行を楽しむ心のゆとりを持たなければ病気そのものの治療も難しくなっていきます。

年をとっても現役で働いている患者さんはたくさんいます。私はどの患者さんにも、病気だから仕事を辞めなさい、趣味は中止しなさい、とアドバイスをしたことはありません。中には、在宅酸素療法をしながらゴルフをしたり、若い頃からのテニスを続けたり、卓球をしたり、登山を楽しんでいるという患者さんがいます。私たち医療者の最大の役目は、趣味を含め今の生活をサポートしていくことにあると思っています。在宅酸素療法はそれを実現してゆくものなのです。なによりも安全に対する的確なアドバイスが必要です。多様な生活に応じられるように機器の種類も多くなり使いやすくなってきています。患者さんたちから、こうしてほしいという希望をたくさん出すことが進歩につながることを忘れないでください。

運動療法を日常生活に取り入れたバラック教授

呼吸リハビリテーションを科学のレベルに引き上げたのは米国、コロンビア大学に籍を

ドクターKIDAのひとこと

置いたバラック教授だといわれています（141頁）。1950年代のことでした。バラック教授は、呼吸器の新しい治療を発展させることにとりわけ熱心でした。1945年にはまだ開発中のペニシリンを肺炎の治療に使い、救命できたことを報告しています。重症の喘息や肺気腫の治療にヘリウムガスと酸素を混合したヘリオックスを用いた研究も彼の発想でした。強い呼吸困難を和らげる効果があることから、ヘリオックスはわが国でも最近になって治療研究として行われたことがあります。

酸素テントを治療に使ったことや、在宅酸素療法に使っている可搬式の酸素ボンベを治療目的に使ったのもバラック教授が最初でした。今から半世紀前の1950年代に創造的で、しかも深く患者を診るという視点に立って新しい治療法を考案した努力には感心させられます。現在、COPDに対し広く行われている呼吸リハビリテーションについて、先駆的な考え方を報告したのもバラック教授でした。呼吸が苦しくて困っている人に運動をすすめるとは何たる非常識、というのが当時の一般的な考え方でした。

1974年、米国胸部医学会（ACCP）の呼吸リハビリテーション委員会は、概略すると次のような定義を発表しています。

「一人ひとりの患者に合わせた合目的なプログラムを立て、正確な診断、治療、心理的な支えと教育を通じて病気を回復させ，病気があったとしても最大限の機能を回帰させようとする医療技術である」。

ここでは運動をすることが呼吸リハビリテーションとは言っていません。この考え方は時代を経て、追加、修正されて発展していきます。考え方の完成をみるのは1990年代に入ってからです。

精神的サポート

在宅酸素療法の患者さんを含め多くの慢性の病気を抱える患者さんたちに必要なことは、周囲からの精神的サポートです。これには物質的な支えとともにこころの支えが大切です。在宅酸素療法の初期の頃、携帯ボンベの警報音が鳴るために好きな音楽会に行くことができないと相談されたことがありました。今では警報音が鳴らないように切り換えることができ、解決されました。

高齢社会は、言葉を変えれば大なり小なりの病気を抱えた人が多くなるということです。『広辞苑』によると「障害者」とは日常生活、社会生活に相当な制限を受ける人のことです。相当でなくても病気で制限を受けている人は周囲にたくさんいます。少しでも元気な人が困っている人たちを助けていくという思いやりがなければ成り立たなくなっているのが、今の社会ではないでしょうか。

「包括的呼吸リハビリテーション」の成果

一人ひとりの患者さんに対し確かな効果が表れる治療でなければ、新しい治療法を開発したとはいえません。「包括的呼吸リハビリテーション」で患者さんに指導効果が期待できるのは以下の事柄です。

①運動耐容能《たいようのう》が良くなる

日常の生活の中で不自由なく暮らせるために必要な体力が回復しなければなりません。ここでいう運動は、体力の限界を競い合う競技と同じ意味ではありません。快適に毎日を暮らすために必要な体力という意味です。買い物に出かけたり、家族や友人たちと出かけ、生活にうるおいを持たせるために必要な運動能力という意味です。毎日の生活を快適にするためには欠くことのできない目標です。

②正しい機器類の使用

在宅酸素療法では機器が正しく使えなければ効果を上げることができません。呼吸器の治療で難しいのは、吸入薬が正しく使えなければ病気そのものを治療することができないということです。包括的呼吸リハビリテーションでは、治療中の全てを通して吸入薬の正しい使い方を学んでいきます。また、在宅酸素療法で機器を正しく使うということは、危険を冒さないという意味もあります。もっとも危険なことは、酸素を「火」に近づけることです。タバコによる火傷、火災事故が後を絶ちません。絶対に禁煙は守ってください。最近では、スマホの充電中に火災を起こしたという事故もありました。生活が便利になるにしたがい、新たな危険が発生することを忘れないでください。

③アドヒアランスの向上

以前は「あらかじめ決めておいた約束事、決まり事」という意味のコンプライアンスという言葉が使われていました。これは患者さんの側に立った言い方ではないとして、最近はアドヒアランスと呼ばれるようになりました。アドヒアランスとは、「患者さんが自主的な判断で治療に必要な事柄を守り続けていく」ということです。繰り返し問題点を教えられることにより自分で気をつけていこうという意識が強くなってきます。この意識も「包括的呼吸リハビリテーション」の中では大切な事柄です。

④自分自身を管理する能力の向上

長い経過をたどる慢性の病気では自分自身が主役となり治療を続ける、これが基本です。欧米では、「セルフ・マネジメント」と呼ばれています。医師に任せているから安心という患者さんがいますが、医師はたくさんの患者を診る立場にあり、それも短時間の接点にしか過ぎません。自分の病気を誰かに任せてはなりません。内服薬や吸入薬をきちんと指示された通り使って初めて薬の効果が現れます。治療効果を高めるためには、このセルフ・マネジメントの能力を可能な限り高めることが必要です。

セルフ・マネジメントが最も大切になるのは、急に病気が悪くなる場合、つまり「増悪《ぞうあく》」と呼ばれる時です。慢性の呼吸器の病気では、軽いかぜのような症状でも元の病気が悪化していく兆候であることがしばしばあります。実際に増悪を起こした時の初期の症状を後から聞いてみると、最初は喉が痛かった、鼻水が出た、熱っぽい感じがしたと、かぜそのものであることが多いものです。つまり、慢性の呼吸器の病気を持つ患者さんにとっては、かぜこそが万病の元となることが多く、注意しなければなりません。かぜの初期には血液検査や胸部のX線写真を撮影しても異常が見つからないことが多いので、唯一頼りになる情報は患者さん自身の「いつもとは違う」という自覚症状だけです。医師としては、患者さんが最初に異常に気づいてくれなければどうにもならないのです。初期症状が現れてから48時間以内に治療しなければ、今度は慢性の病気そのものが悪化していくといわれています。

⑤病気への理解の深まりを助ける～チーム医療

治療する側の医師は患者さんにどのような病気であるかを説明しますが、問題はその内容がどのくらい正確に伝わっているかです。診察に十分な時間を割くのが難しい中で、専門用語が入った説明はほとんどわかって頂けないのではないかと危惧します。特に深刻なデータを最初に説明すると、その後の説明はほとんどわかってもらえないことが多いものです。たとえば、胸部CTで肺がんが疑われるというような場合です。患者さんに説明する時に肺がんという病名を最初に出して説明すれば、患者さんの頭は真っ白になり、それから後の説明がわかってもらえなくなります。そこで、わかってもらうためにいちばん良い方法は、その患者さんに見られた変化を説明しながら、簡単な模式図に書き込んでいくというものです。私は患者さんに病気を説明する場合には、ほとんどこの方法を用いています。

病気について、どのようにしてその病気が起こり、どのように診断するか、その治療法と見通しのすべてにわたって、私たちはわかりやすく説明しなければなりません。しかも、患者さんの理解度に合わせて言葉を選ぶ必要があります。私はテレビ番組やラジオ放送に出演することがしばしばありましたが、「できるだけわかりやすく」をくどいほど注意されました。いちばんわからないと思われる人に合わせた説明でなければなりません。高度な科学教育を受けた人だけがわかるような説明であってはならないのです。

医師の説明だけでは理解できないことは、むしろ当然だと思います。私たちのところでは診察後には看護師がさらに足りない部分を補うように説明を追加しています。また、説明だけでなく、医師の説明のどの部分がわからなかったかを聞いてもらうようにします。この体制をチーム

図 5-7　包括的呼吸リハビリテーションに関わる医療チーム

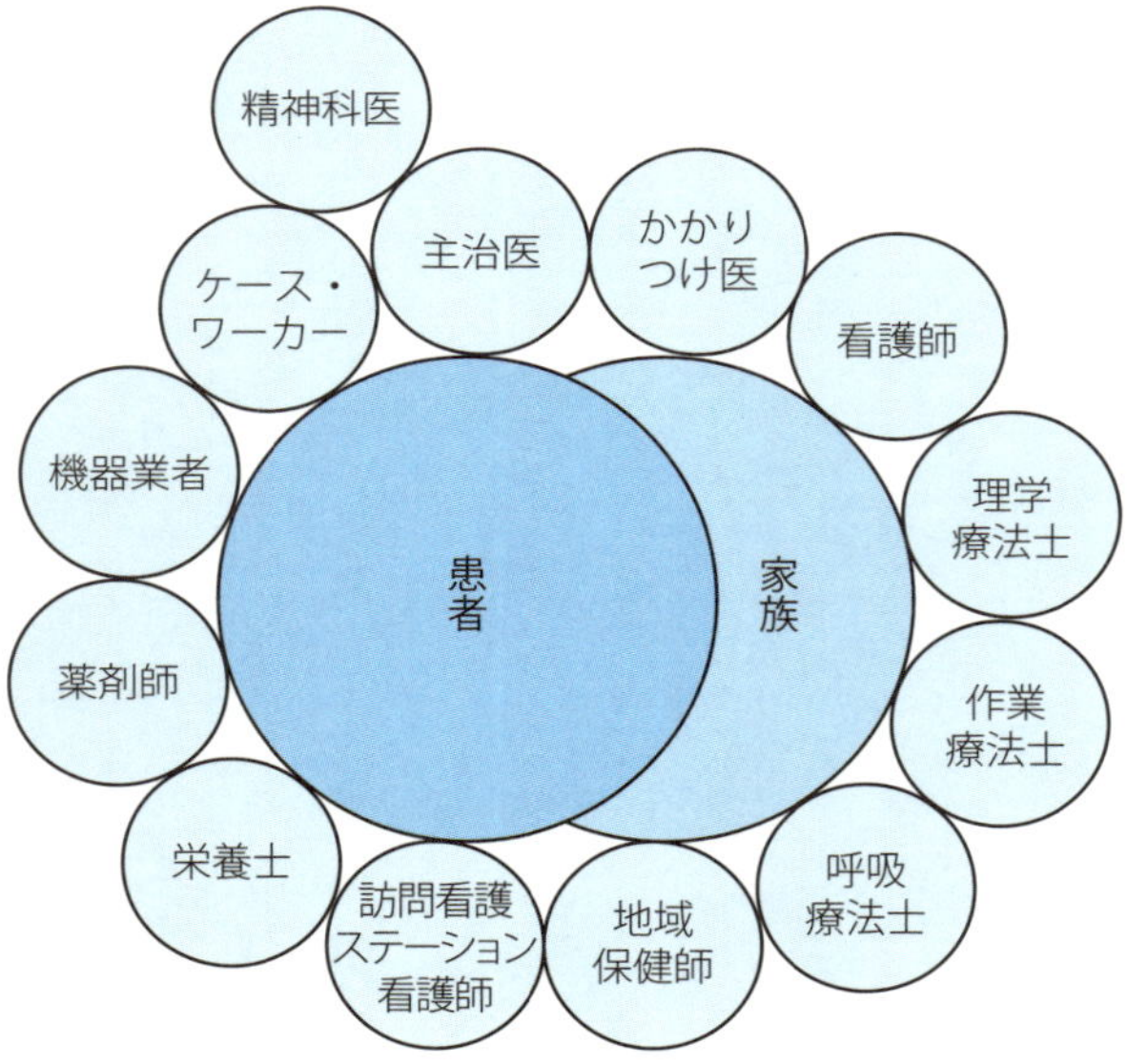

医療と呼びます。在宅酸素療法の患者さんでは、一人ひとりについて、チームがどのように組まれているかが重要です。**図5-7**は最大限の医療チームを示したものです。医師と看護師の役割は大きく、理学療法士、管理栄養士らが加わることでチーム力はさらに大きくなります。

医療チームの理念として重要なのは、主治医の責任を明確にすることであり、治療開始の時点から患者さんがチームの中心であることを自覚していることです。主治医は患者さんだけでなくチームの構成メンバーの継続教育に責任を持ちます。

多職種の医療チームともなれば、提供する医療の質は高まる可能性はありますが、チーム内で患者さんに教えていく技術が一定でなければ烏合《うごう》の衆となる危険があります。必要最低限なのは担当の医師と看護師がペアを組んでいるということで、診療所がこれに当たります。医師から受けた注意情報は看護師により補われ、患者さんからの疑問には医師、看護師が同じ内容の返事ができるようにしておかなければなりません。その点、医師—看護師のペア構造がわかりにくい大きな病院では、必ずしもチーム医療が適しているとはいえません。在宅医療は、医療チームの内容がどのくらい充実しているかにより決まります。この時の医師、看護師が治療全般を熟知していなければならないことは当然です。

ちょっと長くなりますが、次にＣＯＰＤ患者さんにみられがちな「フレイル」という状態を例に、チーム医療を説明します。

［フレイルとは］

慢性の呼吸器の病気では長い経過で次第に全身の筋力低下が起こります。これに伴いだんだん普通に歩くのが苦しくなります。痩せてくることも問題です。このような状態は最近、「フレイル」と呼ばれています。

フレイルは英語の frailty（フレイルティ）を簡単に表現する言葉です。Frailty を辞書で見ると、もろさ、弱さを意味するとあります。ＣＯＰＤはフレイルになりやすい病気です。かつて年老いて、だんだん動けなくなる病気は「老衰」といわれ、高齢で起こる避けがたい状態と思われてきました。老衰とは「老いて心身が衰える」という意味です。同じ老悴《ろうすい》という言葉も老いてやつれるという意味です。新聞の訃報欄には老衰で死亡と書かれることがありました。老衰はこのように古くから使われてきた病名ですが、２０１０年の国の見直しで現在では死亡診断書にはなるべく使用しない病名とされました。さまざまな検査が可能となった今では、医学的な見地から原因を推定できるようになってきたからです。

老衰と呼ぶと避けがたいという響きがありますが、フレイルは予防も治療もできることがわかっています。フレイルを防ぐ、これも「包括的呼吸リハビリテーション」の大きな目的の一つです。

［フレイルもチーム医療で治療］

フレイルが進むと認知症が進みます。活動度が低下し、認知症が加わってくると免疫能も低下し、さらに食事の時にむせるようになり誤嚥《ご えん》が多くなります。結果として肺炎が多くなります。事実、肺炎は2016年推計で死因の第3位です。

何度も繰り返しますが、高齢になると病気は患者さんだけではなく同居している家族全てを巻き込むことになります。治療費だけでなく介護にもお金がかさむようになります。さらに慢性の呼吸器の病気が怖いのは呼吸器だけの問題に限らないことが多いからです。呼吸器だけではなく全身についてさまざまな重さの病気が進んでいくことが怖いのです。「包括的呼吸リハビリテーション」は、呼吸器系だけでなく全身について目配りをするということが目的の中に入っています。

医師が薬を処方するだけの治療では、とてもフレイルを予防できません。薬を決められたように服薬してくれるか、食事はバ

ドクターKIDAのひとこと

フレイルも実はCOPD

「フレイル」は高齢になり、病気がちとなり、日常の動作が遅く、不活発となり、食べる量も減り、誤嚥を繰り返すようになり、低栄養状態となった状態を意味する言葉です。フレイルで問題になるのは下肢の筋力低下です。長く寝たきりとなった患者さんの脚を見るとほとんどが、筋肉が減りそれこそ骨に皮膚が被った状態となっています。これはサルコペニアと呼ばれています。実はCOPDこそがフレイルを引き起こす病気なのです。前述のようにCOPDでは、初期の段階から四肢などの筋肉に慢性の炎症が起こることが知られています。その結果、筋肉を構成する筋繊維の量が減り、筋力の低下を起こします。

ランスの良いものをきちんと食べているか、運動をしているか、多くの患者さんにはさまざまな要素を組み合わせた上で治療を行うことが必要です。これは「多面的な医療サービス」と呼ばれていますが、これを継続的に行う必要があります。慢性の病気の治療が難しいのは、病気だけでなく患者さんを取り囲む生活環境が一人ひとりで複雑に異なっていることです。病気を持つその一人に対し隙間のない治療体制を組む必要があります。そのために必要なのがチーム医療です。野球チームではピッチャー、キャッチャー、ファースト、セカンドなどと自分の守備範囲を決め、その役回りに責任をもっています。この時に監督となるのが担当医、かかりつけ医です。

「包括的呼吸リハビリテーション」は、またオーケストラにもたとえられます。オーケストラでは指揮者がいて、その指示のもと全員が一致して演奏します。以前、読んだ本で知ったことですが、国際的な指揮者の小澤征爾さんが大きな演奏会で指揮を始めた直後、うまくいっていないと感じすぐに中止の指示を出したところ、ピタリと全員一致で演奏を中止したことがあったということでした。オーケストラでは指揮者の指示に従い演奏しているということがわかります。一方、日本の伝統音楽である雅楽《ががく》では指揮者となる人がいるのでしょうが、その人の指示で行動しているのかどうかがわかりにくい構造になっています。つまり「阿吽《あうん》の呼吸」ということでしょう。「包括的呼吸リハビリテーション」は阿吽の呼吸で行ってはならない、これこそが私が最初に感じたことです。

医療は地域ごとにできる事柄が異なっています。活動度が低下した高齢者では遠くまで出かけることが難しくなります。住み慣れた地域で治療できることが理想です。そのために地元にチーム医療が必要になります。

日常生活を充実させる

「包括的呼吸リハビリテーション」がうまく進めば以下の点がさらなる総合効果（成果）として期待されます。

①生活の質（QOL）が向上する

COPDなど慢性の呼吸器の病気ではうつ傾向になる患者さんが多く見られますが、うつになれば投げやりになり、決められたように酸素吸入を行い、吸入薬を正しく使うという治療もうまくいかなくなります。「包括的呼吸リハビリテーション」によって活動性や意欲が取り戻せれば、自然とQOLが上がります。ここでは触れませんがこの評価は数値で表すこともできます。

②日常の活動性が向上する

188頁の「呼吸リハビリテーション」の成果で挙げた項目が改善されると、歳をとる、病気が重くなる、さらに新しい合併症が加わる、といった負の連鎖を断ち切るチャンスが増します。友人たちとの交友や、外出も可能になり、結果として日常の活動性が高まるのです。

③病態が安定する

慢性の病気は急に悪くなることがあります。COPDではかぜが引き金となり急に悪くなることがあります。それまでは階段を上る時に息切れを感ずるだけだったのに、ゼイゼイするようになり痰も増え、食欲も落ち痩せてきた、というような場合です。暮れにかぜをひいたあと、調子が悪くて、がまんができなくなり、ゴールデン・ウイークの頃にようやく受診というような場合もあります。このような「増悪」の治療は症状が始まってから48時間以内に開始すべき、といわれています。治療が遅れればさらに悪化し、夜中に救急車で病院を受診するというようなことが起こりかねません。「増悪」が起こるリスクが減り、起こっても軽い治療で元に戻るようになることが期待できます。

④入院日数が減る

COPDで入院が必要になるのは、「増悪」により抗生物質を定時的に点滴しなればならない時、多種の検査が同時に必要となる場合、血圧や呼吸状態が不安定で常時、看護師や医師がそばにいて見守ることが必要な場合です。しかし、その場合でもふだんの病態が安定している患者さんでは短期間の入院で済むことがわかっています。

できるだけ入院を避け、入院しても数日間の短期で自宅に帰ることができれば、外来での治療がうまくいっているという判断になります。入院が長ければ栄養状態は悪化し、下肢の筋力は低下し、その後の自宅での生活が難しくなることもしばしばあるからです。

⑤再入院の回数が減る

入院を繰り返す患者さんがいます。これはふだんの治療がうまくいっていないということの裏返しです。「包括的呼吸リハビリテーション」によって、再入院の回数を減らすことが期待できます。入院の回数が多くなれば多額の医療費がかかることになります。高齢者での医療費が多額になりつつある理由は、ふだんの治療がうまくいっておらず結果的に再入院を繰り返す人が多いこと、毎回の入院治療がうまくいかず長期の入院になっていること、次々と新たな問題が生じて入院が長くなっていることなどがあります。COPDの治療では特定の患者さんに入退院が多いことが知られています。その原因は、患者さん側と診る側の医療者の両方に問題点があることを忘れてはなりません。

⑥不安が減る

慢性の呼吸器の病気は、患者さんを不安にさせ、うつ傾向に陥る人が少なくないことは前にお話ししました。自分の病気はだんだん悪くなっているような気がする、病気のことは自分で調べてもよくわからない、主治医に聞いてもほとんど教えてくれない、家族にも迷惑をかけている、このような状況に追い込まれれば誰でも暗い気持ちになり落ち込むでしょう。「包括的呼吸リハビリテーション」が効果を上げれば、このような落ち込みを防ぎ、改善することが期待できます。

ドクターKIDAのひとこと

患者さんが主体～包括的呼吸リハビリテーション

私が診ているCOPDの患者さんの中に、呼吸リハビリテーションを希望する人がたくさんいます。呼吸リハビリテーションをしてください、という患者さんに、私は、呼吸リハビリテーションは「してもらう」ものでなくて「自分でやる」ものですよ、やり方をお教えしますが、日頃の自主トレが大事なのですよ、と答えたことがあります。私たちは呼吸リハビリテーションのやり方や注意点を教えることはできますが、主役はつねに患者さんであることを忘れてはなりません。リハビリテーションとは響きのいい言葉です。それ故に過剰な期待と誤解が少なからずあることを感じています。

これまで述べてきたように「包括的呼吸リハビリテーション」は呼吸器の病気の治療に必要な要件を全て含むものでなければなりません。従来、「呼吸リハビリテーション」は理学療法士だけで行われていました。しかし、「包括的呼吸リハビリテーション」では理学療法士が全てを一人だけで行うことは不可能です。医療チームとして行っていかなければなりません。医師が指示を出し、その指示に従って診察や治療の手伝いをするというのが古くからのわが国の医療のあり方でした。「包括的呼吸リハビリテーション」の考え方は、それぞれが自分の持ち場で工夫して互いに創意工夫すること、仲間の間では緊密な協力体制を作り上げることが基本的な考え方です。その中で、患者さんが中心になって進められなければなりません

章末の資料として

1 リハビリテーションの定義とその変遷

リハビリテーションとはラテン語のhabilitatusという言葉を語源としており、「適した状態にする」という意味があります。これがフランス語に訳された時に能力あるいは熟練という意味で使われるようになりました。リハビリテーションの考え方は、時代の変遷とともに発展、進歩してきました。医学には、新しい治療法が持ち込まれた時にそれに対する新しい言葉が作られることが、このようにしばしばあります。

米国では戦前の1942年にリハビリテーションは次のように定義されました。「障害者が自分自身のもっている医学的、精神的、情緒的、社会的、職業的な能力を最大限に取り戻すことである」と。

1966年になってユーステースという人がリハビリテーションを自助（セルフ・ヘルプ）と考えるべきだという新しい考え方を追加します。そしてリハビリテーションが医療として発達し、現在にいたった意義を強調したうえで、「人が自分以外の他の全てに善意をもって報いるという過程をリハビリテーションと呼ぶべきだ」、と述べました。また、これを効果的に進めていくためには医療者はチームを組むことが大切であると説きました。このような考え方はキリスト教社会で発展しやすい形であり、また受け入れやすいものでした。ユーステースはさらに、このような考え方は医療に急に起こったものではなく継続的な発展過程であるとし、たとえば、19世紀末から20世紀初頭に活躍し、現代内科学の祖といわれているウィリアム・オスラー（1849～1919）の次の言葉を取り上げ、その拠り所にしています。

「障害者に対するリハビリテーションとは、医療が有する全ての叡智と個人の勇気をもってあたることであり、これを無駄なく適切にチーム医療として実施していくために科学的立場で患者を評価していくことが欠くべからざる要件である」。

リハビリテーションは科学的考察によって実施されていかなければなりません。英国の臨床医コールは1993年、リハビリテーションを樹になぞらえ、樹が大きく発育していくためには、その根がサイエンスという大地にしっかりもとづいていることが大切であり、そのためにはこれに必要な臨床的な立場からの研究がきわめて大切であると述べています。今から考えると当たり前のことですが、そのような主張をしなければならないほど科学性に乏しい時代があったということでしょう。研究の集積は、いわば*集合知ですが専門知であると同時につねに患者さんと共有されなくてはなりません。

＊集合知…見ず知らずの人同士が知恵を出し合い、形成される知のことを指します。

2 呼吸リハビリテーションの定義とその変遷

呼吸リハビリテーションはリハビリテーションの一つの分野です。これには長い歴史があります。呼吸リハビリテーションは、1974年に米国胸部医学会の呼吸リハビリテーション委員会から、科学的に正式な声明として発表されました。この定義をもとに1981年以来修正を重ね、定期的な修正は今でも続いています。現在は、関連する学会が特別な委員会を作り、ある期間内に発表された論文を厳密に検証してランク付けを行い、それによってここまでわかったと発表しています。医学における根拠の正しさを専門知として実証している方法です。

明らかにされた事柄はエビデンス（科学的な証拠）と呼ばれています。証拠のないものは集合知であっても信用できないということです。厳密に検証し確実なものだけを拾い集めます。エビデンスとして権威のあるものは米国胸部学会、欧州呼吸器学会が共同で発表しているもので、その最新版が２０１３年10月に発表されました。呼吸リハビリテーションについては、ＣＯＰＤを中心にした考え方、研究成果が大部分を占めています。基本的な考え方はＣＯＰＤ以外のたとえば間質性肺炎や肺結核の後遺症にも応用は可能ですが、その病気ごとに注意すべき事柄がありますので、それを踏まえたうえで実施しなければなりません。

図 5-8　呼吸リハビリテーションの新しい位置づけ

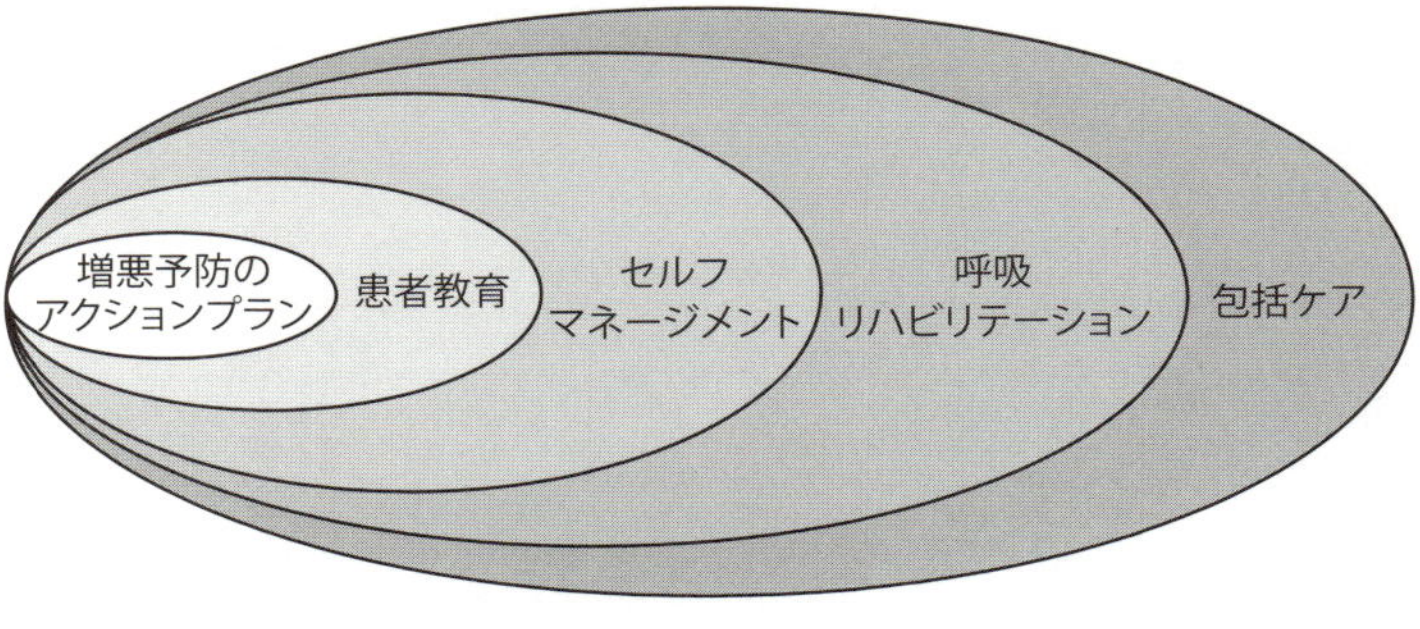

Spruit MA, et al. Am J Respir Crit Care Med 2013; 188:e13

3 呼吸リハビリテーションの新しい考え方

最近、欧米からの発表の中で新しい考え方として注目されることは、呼吸リハビリテーションを全体が層状に構成されるものだと提案したことです（図5-8）。

病気を持った人を障害者と位置づけ、社会全体として支えていく、そのシステムを理論化したものですが、高齢化が進み、慢性の病気を持った人が増えていくわが国でも参考となる考え方でしょう。

4 北欧や米国の呼吸リハビリテーション発展の背景

リハビリテーションそのものは、19世紀の終わり頃にすでに注目されていた治療法でした。その中で呼吸リハビリテーションが初めて実施されたのは北欧でした。小児麻痺《しょうにまひ》が蔓延し、たくさんの子どもたちが呼吸困難に陥り、その治療法として開始されたのが始まりです。スウェーデンでは子どもたちのいのちを救うために国策として人工呼吸器（生命維持装置）の開発を進めました。サーボ人工呼吸器はそのようにして作られ現在に至っている機器です。こうした生命維持装置の開発と並行して、呼吸リハビリテーションの医療が発展してきたという歴史は知っておく必要があります。ペティ教授が進めた研究もこの流れに沿うものであったからです。

医療先進国の米国で呼吸リハビリテーションが、どのように学問的な立場を基礎に進歩してきたかは興味深いテーマです。１９７０年代、すでに全米の各地で呼吸リハビリテーションが行われていました。自分たちで独自の工夫をした医療を掲げ、これは自分に合っているというものを患者さんに自分で選択してもらう。この考え方は開拓時代の米国から21世紀の今まで連綿として続いているような気がします。自由な発想で患者さんの希望や目的に合ったものを探す。多様で多彩な内容を含むものが全て呼吸リハビリテーションと呼ばれていました。

しかし健康保険を使うためにはどうしても内容を定義する必要があります。その定義は時代ごとに学会が提案しています。定義という枠をはめ込むことでレベルを保とうとする。学会が積極的に関わっているのは科学的根拠を確かなものにしておきたいということからです。定義づけとその中に含まれる科学的な根拠をつねに明らかにしていこうとする研究者や臨床医の集団からなる学会があり、患者さんたちは自分の判断で納得できるものを選びます。わが国の在宅酸素療法では最初に「官」が枠組みを決め、その中で自由にやりなさいという許可を与える。枠組みの中に多様なものがあふれてくれば、少し基準を緩めて動きやすくする。つまり規制緩和ということですが、日米において規制と緩和の考え方は大きく異なっているような気がします。

5 わが国の呼吸リハビリテーション発展の背景

正岡子規（1867～1902）、石川啄木（1886～1912）、樋口一葉（1872～1896）が典型的な犠牲者として知られるように、1900年代になって肺結核はわが国最大の死因でした。2003年、日本呼吸器学会は、『呼吸器学100年史』を発行しました。残念ながらこの中に呼吸リハビリテーションに取り組んだという記載はありませんが、実際にはわが国では肺結核後遺症による息切れで困っている患者さんに対し、一部の病院では専門的な呼吸リハビリテーションが行われていました。

わが国で在宅酸素療法に健康保険が使えるようになった1985年頃には肺結核後遺症の人がたくさんいました。このような患者さんは、結核は治っているのですが二次的に気管支拡張症を起こし、痰が多く苦しんでいました。その頃は、ふだんから痰が多い人や少しの坂道でも息切れを感じる人をたくさん診ていました。結核の病巣がそれ以上は広がらないように、肋骨を切り呼吸により肺が中で動かないよう胸郭成形術という治療を受けた人もたくさんいました。この人たちもリハビリテーションを受けていたのですが、排痰訓練や腹式呼吸がその中心でした。

日常の生活では「歩く」という行動が楽に行われなければ行動範囲が広がるわけがありません。私は、たくさんの患者さんがマットレスに横たわり腹式呼吸の練習をしている風景を見て、なんとなく違和感を覚えていました。ペティ教授が主張する呼吸リハビリテーションとは明らかに違っているからです。その頃にはＣＯＰＤの患者さんで呼吸リハビリテーションを行っている患者さんはほとんどいませんでした。また、近年、私たちが診ているＣＯＰＤの患者さんも、痰が多くて苦しんでいるという人を診る機会は少なくなってきました。病気の種類は時代の経過とともに明らかに変わってきていると思います。

他方、欧米では肺結核は過去の病気であり、新しい病気としてＣＯＰＤが大きな問題となってきていました。

わが国で呼吸リハビリテーションが形をとるのは2001年の頃からです。日本呼吸器学会と日本呼吸管理学会が共同で呼吸リハビリテーションに関するステートメントを発表します。まず最初にとりかかったのが呼吸リハビリテーションの定義です。これは建物でいえば外観を決めるという作業に似ています。この定義は私が中心となり、関係する職種の人たちで作り上げました。それは以下の通りです。

「呼吸リハビリテーションとは、呼吸器の病気によって生じた障害を持つ患者に対して、可能な限り機能を回復、維持させ、これにより、患者自身が自立できることを継続的に支援していくための医療である」。

ここでは呼吸リハビリテーションが医療であり、呼吸器の障害を持つ全ての患者さんを少しでも活動的な生活ができるように戻し、自立できるようにすることを目的としています。病気は治せなくとも少しでも快適な生活に戻したい、という願いが込められています。

米国では、肥満の医師が患者さんにダイエットをすすめたり、喫煙者の医師が患者さんに禁煙をすすめたりすると端から馬鹿にされるといいます。自分でもできないことを人に押し付けるなよ、というわけです。また、開業医を意味するプライマリ・ケアの医師がいちばん手こずるのが、患者さんに運動をすすめた結果、「どんな運動をすればいいのですか」と聞かれる場合だといわれます。医師は多くの場合、自分の日常生活を基準に考えることが多いので、多忙で不健康な生活を送っている毎日の中では答えに窮することが多くなるに違いありません。また、運動は手短かに口頭で説明するだけではわかってもらえないし、具体的な方法を教えるには場所も時間もないということでしょう。

リハビリテーションは、悪しき生活習慣に切り込みを入れるものでなくてはなりません。運動は大嫌い、食べ物の好き嫌いも多く、おまけに高齢化とともに味覚が低下するので漬物に醤油をかける塩分過剰、しかも、一汁一菜こそが美徳と考えている人に考え方を変えてもらうのは、たいへん難しい仕事です。

本章のエッセンス

- ＣＯＰＤは息切れが強くなると日常の活動が制限され、寝た切りに近い生活になることがあります。
- 活動力をなるべく高め、増悪を防ぐためにはリハビリテーションが大切です。
- リハビリテーションは運動だけでは不十分であり、総合的な内容でなければなりません。この総合的なリハビリテーションの考え方が包括的呼吸リハビリテーションです。
- 自己流の激しい運動はかえって危険です。

在宅医療と酸素療法の組み合わせを知る

ＣＯＰＤの中でもっとも重症の患者さんで実施されるのが在宅酸素療法です。米国では「長期酸素療法」として出発したのに、わが国では「在宅酸素療法」に変化した経緯は4章で説明しました。酸素療法を開始するためには一定の基準があることは先にお話ししましたが、わが国では長期にわたり病院に入院していた人が自宅で過ごせるよう在宅医療が進められてきました。肺がんや重症の心不全の終末期を自宅で過ごしたいと願う患者さんも多くなりました。

「酸素療法」と「在宅医療」の組み合わせには次の3つの場合があります。

パターン1：酸素療法∨在宅医療

酸素療法が主要な目的であり、これはペティ教授が考えていた長期酸素療法に近い場合です。ＣＯＰＤが主な対象となり、運動療法や肺理学療法が酸素吸入と同じくらいのウエイトで必要です。

「酸素吸入は病気が重くなり末期になった人が行う治療」という誤った認識があります。酸素吸入を行いながらだんだんと安静にして寝たきりになってはなりません。酸素を吸いながらほとんど動かない安静な生活を送ってはならないのです。「酸素を吸いながら元気を回復して活動度を高めよう」というのが本来の酸素療法の目的です。繰り返しになりますが、酸素療法こそが呼吸リハビリテーションなのです。

パターン2：酸素療法＝在宅医療

酸素療法と在宅医療の比重が同じくらいの人です。在宅での生活を快適にするため酸素療法を行います。酸素吸入がなければ息切れが強く、不安になり、夜も熟睡できなかったが、酸素を吸うようになってからは食欲も出て、体重も増えてきたという人たちです。間質性肺炎や肺線維症の患者さんに多いタイプです。この場合の運動は管理が難しいことが知られています。わずかの運動で酸素飽和度が大きく低下しますので、酸素飽和度を低下させないよう、心臓に過度の負担をかけずに筋力をアップすることが必要です。

大切なことは、酸素が足りないので足りない分を補うことです。呼吸が苦しいから酸素を吸うのではありません。患者さんの中には、呼吸が苦しく我慢できないので酸素の量を自分の判断で増やす人がいますが、これは危険です。急に苦しくなった場合には、肺炎や心不全の悪化など他の原因が疑われます。

パターン3：酸素療法＜在宅医療

動くと苦しく外出もほとんどできない、足・腰の筋力低下がある人たちです。あるいは、肺がんのように重い病気があって少し動くだけで苦しくなる人たちや、脳梗塞の後遺症があって思うように運動ができない人たちです。

多くの場合、酸素飽和度でみると血液中の酸素の濃度は足りているが苦しいと訴えます。痰が気管支の中に詰まり苦しくなることもあります。自宅で看病する場合にもっとも困惑する場合です。自宅で簡便に使える痰を吸引する機器も使えるようになりました。家族が使い方に慣れていることが大切ですが、訪問看護師などから教えてもらい、自分たちでもできるようにしておきましょう。

在宅酸素療法を行っている場合、前述のどのパターンで実施しているのかをはっきりさせておくことが大切です。在宅医療の比重が大きくなるということは、自宅で最期を迎える可能性が高くなるということです。どのようなことが起こり得るか、その場合に家族がまず行うことは何か、をはっきりさせておきましょう。

薬と正しく付き合う

高齢人口が多くなり、必然的に慢性の病気を持った人が増えてきました。高血圧、糖尿病、コレステロールが高い人……このような組み合わせでも元気で暮らしている人は大勢います。健診が広く行われるようになり、病気が早期に発見されて進行させないように早期治療が行われるようになりました。予防や早期治療により、脳梗塞のように急に起こり、長く寝たきりの生活が続くという気の毒な状態をかなり避けることができるようになりました。

具体的には、不整脈の一種である心房細動があると心臓の中で血栓ができ、これが血液により脳に運ばれ、血管を閉塞して脳梗塞を起こすことが知られていますが、心房細動がある患者さんでは血液が固まりにくくする薬を服用し、心臓で血栓が作られにくくすることができるようになりました。最近の新しい薬は便利で効果が大きく、予防的な治療はさらに進んでいます。不幸にも脳梗塞を起こした場合でも、救急車で大きな病院へ搬送し血栓を溶かして治す治療も可能になりました。このように予防と治療がうまくかみ合い、結果的には寝たきりになるような患者さんは大きく減ってきました。

このように薬の進化と効果はとても大きなものですが、私が診ている患者さんの中には、薬には頼りたくないと、自分の判断で薬をやめてしまう人がいます。興味本位で取り上げる週刊誌などの記事の中には、「不要」な治療として高血圧やコレステロールの治療薬を非難する記事まであり、戸惑う人が少なくありません。また、「薬は危ない！」などの警告に過剰に反応して、必要な治療薬であるのにやめてしまう人がいます。薬は怖いから、というのがその理由です。必要な薬をやめることの方がもっと怖いということがわかっていません。

テレビや新聞には、サプリメントの効果を謳い、中には薬よりも安全だと思わせる広告が氾濫しています。サプリメントには医学的効果が示されているものがあることは事実ですが、特定の病気の治療薬となるものではありません。一つの薬が治療薬として使われるようになるまでには10年以上の研究が重ねられ、開発の費用は数百億円にもなるといわれていて、効き目と安全性についてはとりわけ研究が重ねられています。それでも時には副作用が出ることがあります。それに対してサプリメントでは効き目のデータが乏しく、安全の立証の仕方も薬とは格段に違います。薬は高価なものだと認識して決して無駄にしないようにしてほしいものです。

自分の病気は、究極、自分で治療していかなければなりません。医師は薬を処方できても、それを正しく服用してくれなければ治療にはならないのです。また患者さんは、自分の身体については自分がいちばん、知っているべきなのです。わからないことは納得ゆくまで聞き、とにかく賢い患者になりましょう。

希望する治療を伝えておく

在宅酸素療法を始める患者さんにアドバイスする時、なぜこの治療が必要なのかを正確に知ってもらう必要があります。この時、病気の種類や組み合わせ、重症度が全て異なるため、一律にこのようにしてくださいというのが難しい事情があります。

患者さん自身が、自分の病気がどのように経過していくかや、先の3つの在宅酸素療法のどのパターンに該当するかを判断することはできないと思います。しかし、自宅で治療している場合には、往診医や訪問看護師は、今、患者さんがどのパターンにあたるのかを家族と話し合ったうえで治療にあたらなければなりません。体力が落ち筋力も低下し寝たきりになって酸素療法を行っている患者さんと、酸素療法はしているが仕事もしており旅行も楽しんいるような立場の患者さんでは、患者さんや家族の希望が異なるのは当然です。

患者さん本人がこれから先、あるいは急に病気が悪化した時にどのように治療するのかを、あらかじめ想定しておく必要があります。救急車で集中治療室に運ばれ生命維持装置を装着するような重点的な治療をされることを誰もが望んでいるわけではないことは、医療者はよくわかっているのですが、患者さんの希望を聞いていなければ、つねに救命をめざすという目標しか生まれて来ないのも当然です。

集中治療室に運ばれてから、何もしないでほしいという家族の希望を聞くことがありますが、医療者は困惑することが多いようです。集中治療室のベッド数は限られており、今すぐに治療を必要とする他の患者さんを収容できなくなることが多いからです。また、病気が悪くなり集中治療室で重症となった時に、「あなたは生命維持装置を着けることを希望しますか」という質問を患者さんに投げかけることは、私は残酷だと思っています。そのようなことが起こった時にどのような治療を希望するかは、ふだん、元気な時に話し合っておくべきでしょう。私は、経験的に最期についての厳しい会話ができる機会は、呼吸リハビリテーションが軌道に乗って患者さんが意欲的になっている時と考えています。

●知識と情報の違い

ここで治療の話から少し離れ、患者さんにお伝えしたいお話をします。

病気に関する啓蒙的な本は、今日では本屋に行けば多数見られます。むしろ医学書ブームの時代といってよいくらいです。インターネット時代になり、自分で知りたいと思うことはそれこそ短時間であらゆる情報を集めることができるようになりました。ゆっくり本を読むという世代も少なくなりつつあります。情報過多の時代ですが、その中にはとても信じられないようなことを書いているものがあります。テレビ番組では怪しげな医療情報が大量に流されているし、大新聞でさえ、掲載されている医療関連の広告には、にわかに信じがたいものもあります。一面を割いたスペースにいかにも弱みにつけこむような「あなたの悩みの解消」のためのさまざまな器具や食べ物、薬などが紹介されています。週刊誌や雑誌に出ている医師同士の対談ですら、疑わしい話が混在していることがあります。病院を受診しても長く待たされた上、慢性病では患者さんに教えていかなければならないことが多いのに、病気について丁寧に教えてくれることはほとんどありません。

医療に関するものは呼吸器病だけでもそれこそ膨大な新しい知見があります。わが国の基礎医学研究の発展はすばらしく iPS 細胞の開発はその代表といえるものです。しかし、実際の医療現場に伝えられる情報は少なく、ましてや患者さんに届けられる情報にはほとんど進歩がみられていません。たとえていえば高速道路を利用して毎日、膨大な生活物資が貨物として運ばれているのに、細く曲がりくねった道路を経て自分の家に届くシステムが出来上がっていないのと同じことです。近代医学の成果は、できるだけ早く患者さんたちの手もとに届くようにしなければなりません。

私は医療では「知識」と「情報」は区別されなければならないと考えています。ここでいう「知識」とはインターネットや雑誌、新聞などを利用して得られるものを指します。これに対し「情報」とは自分自身の病気の治療のために必要とされる事柄です。前者を英語では knowledge と呼び、後者は information と呼んで区別しています。このような区別を教えてくれたのは外国の医学会で出会ったイギリス人の呼吸器内科医ですが、その区別を聞いてまさに目から鱗《うろこ》のような気がしました。

患者さんが自分自身の病気の治療のために必要な「情報」を正確に理解できれば、理屈がわかったうえで治療が進むので、日常生活に治療を無理なく組み込むことができるでしょう。また決して自己流にならないように、病気とうまく付き合っていけます。他方、医師の立場で重要なのは患者さん「その人」に必要な情報を、できるだけ状況に合わせて伝えていくことです。患者さんに必要な事柄を継続的に伝えていくこと、これは患者教育と呼ばれています。5章の基本プログラムでも説明していますが、これも大変、重要な役割です。

COPDの患者さんは成人ですから、COPDの患者教育は成人教育であるともいえます。通常の成人教育は講師やインストラクターに教えてもらいながら自分自身の趣味を高め、広げていくというのんびりしたイメージがあります。ところが患者教育はそのようなのんびりしたものではなく、今日、今すぐに知ってもらわなければ困るような内容です。患者教育では講師・インストラクターは医師、看護師、薬剤師など医療に関わる人のことが多く、それもあなたの健康状態を良く知っている人が、あなたの理解力に合わせて伝えてくれるものでなくてはなりません。これは「いのちを守る」ために知るべき、守るべき大切なことを身につけるというような意味合いが大きいのです。

一般論としての説明や断片的な知識では、その患者さんの治療に役立つかどうかがわかりません。ましてや医師が難解な医学用語を並べて説明しただけでは説明したことにならないわけで、医師の説明技術の差、医師自身が持てる情報量と正確さも関わってきます。自分の力ではかみ砕けないような知識はとても役立つ情報にはならない。「知識」は自分自身に合うようにかみ砕いた時に初めて大切な「情報」に変わるのです。

医療にみられる確かさと不確かさ

現在の医療は「科学的根拠」と「意見にもとづく根拠」という二つの要素から成り立っています。医療がこのような形に至るまでには長い歴史がありました。現代の医療が出来上がるまでの水源をたどっていくと、今から２０００年以上前、エーゲ海にあるコス島に生まれたヒポクラテスまでさかのぼることができます。医学の父として知られるヒポクラテスはこう述べています。

科学と意見という、二つのものがある
前者は知識を生み、後者は無知を生む

医療は一部の医師の意見で行われるのではなく、科学に基づくものでなくてはなりません。個人的な経験による意見は科学といえるものではなく、結果的に医療の発展を妨げるものであると警鐘を鳴らしているのです。ところが科学性を証明することは容易なことではありません。10人の患者さんが集まればみんな顔が違うように体も違っています。同じ病名であっても少しずつ違っていて、同じ薬を使った治療をしても治り方には微妙な違いがあるのです。検査の結果が同じであって診断名も同じであったとしても、同じ治療でつねに変わらぬ効果が得られるわけではありません。このような困難さの中で科学性を実証していくのが*治験ということです。

もともと、医療で使われている科学データの源を患者さんから得ようとする研究では、ある程度の不確実さを避けることができません。臨床医が最も信頼して読んでいる医学雑誌である『ニューイングランド・ジャーナル・オブ・メディシン』は、2013年に次のような論文を掲載しています。「医療は不確かさの上に立っている科学である。たとえば、どうしたらがんを早期発見できるかという病気の発見という段階から、病気が極めて重くなり末期となった段階で人工呼吸器をはずすかどうかという問題まで、つまり医療のすべての段階で、患者さんと家族に判断してもらうために必要とされる明確な基準がないのだ」。

たとえば、「この病気では半年内に死亡するリスクが25%です」と説明をする医師がいます。具体的な数字を挙げて説明することはわかりやすいし納得できそうです。しかし、その数字を聞いただけで死亡する25%に入るのではなかろうかと震え上がる人、自分は大丈夫だ、75%に入るだろうからと安心する人がいます。数字を挙げて説明することで一見、わかったような説明も、死亡するリスクが強調されるのか、生き延びる確率が強調されるのかといった説明の難しさがあります。

前述のように治療の全てにおいて治験のデータがそろっているわけではないし、ましてや3種類以上の薬を服用している人では薬の相互作用は予想できないという人もあるくらいです。ヒポクラテスの言葉に従って、科学にできるだけ従って医療を行おうとしても「科学」の不足部分は埋めようがないのが実態です。現実的な立場でいえば「科学の知見」と「経験にもとづく意見」の両方を持ち合わせた医師の判断で進めざるを得ないということになるでしょう。とはいえ、医師は患者さんに比べれば、どのデータが頼りになるかを判断しやすい立場にありますので、これはどの医学情報がどのくらい確かであるか、どこから得られたものが信頼できるかをもとに、医師と一緒にチームを組んでいる看護師、栄養士、理学療法士、薬剤師などとともに治療にあたることになります。

＊治験…薬の効果を判定するために、厳密に条件を決めて効果を比較していくもの。科学を検証するためには極めて大切。

医学における集合知の大切さ

知識、情報の問題に関わる話を続けます。専門家が持てる情報、これは専門知と呼ばれていま す。実はこれもあてにならないと言い切る人がいます。

東京大学で情報学を研究する西垣通教授は、『集合知とは何か』（中公新書）の中で専門家と呼ばれる人たちが信頼を失ったわかりやすい事件が、3・11東日本大震災と東京電力福島第1原子力発電所の事故であったと指摘しています。

「当時、テレビに出てきて繰り返し、偉そうにしゃべる専門家や学者センセイのいうことはあてにならなかった。その後、事実が明らかになったことで結局、自分で情報を集め、なんとか、身を守らなくてはならないと自覚するようになった」と専門知への不審が最近、急に高まってきたことを指摘しています。実際に恐ろしい事故が起こったのに専門家たちがそれを懸命に隠蔽《いんぺい》し、一般の人々に知らせなかったことが問題であると指摘するのです。西垣教授は、これはわが国の専門知の中に秘かに巣くっている癒しがたい病弊であると、自分の立場を踏まえながら深く反省をしています。私自身もこれは医療の分野でも十分、起こり得ることであり、改めて自覚しなければならないことと思っています。なぜこのような社会に成り下がってしまったのか。

西垣教授は次の通り指摘しています。第1に専門知（識）が過度に細分化したために生じた問題である。第2に学問研究への無制限な市場原理の導入が原因である。

そのうえでネットによる集合知は21世紀のもっとも重要な応用分野になる可能性があるといい

ます。ネット上などで多くの人の間で交わされる情報は、多くの人の意見を反映するがゆえに正解に近づいていく可能性は否定できません。病気に関わる知識は、あくまで自分や自分の身の回りの人が主体的に対象と関わることで形成されるのであり、論理と実証といった「客観的」な手続きにより導かれるのではない。つまり、毎日の生活の中で必要と感じた時に惹かれて、興味をもって知ろうとするのが私たちの成人学習ということでしょう。だからこそ、自分にとって都合の良い情報に簡単に惹かれてしまうのでしょう。

これまでにもＨＩＶ感染や新型インフルエンザ流行の際に、風評被害によって患者さんを加害者扱いにするなど無責任なうわさが飛び交い、病気の人を苦しみの中に追いやるような行為を目にしてきました。

２０１１年と２０１２年に発表された医学論文で、高血圧薬のデータが捏造《ねつぞう》されていた事件がありましたが、医療を根底から否定、破壊するものであり、おわびで許されるような性質のものではありません。どれだけ、治療を受けている人や薬を処方した医師、正しくそれを使えば効果があると説明してきた看護師や薬剤師などに不安、不信を与え、怒りを引き起こしたかは改めて記す必要もありません。医療の科学性を根底から破壊し、不信感を高めた出来事でした。これから先、他の薬に関するいろいろなデータを見せられたとしても、うそが混じっているのではないかという疑念を払拭することができなくなります。

禁煙をすすめる行為と禁煙行動の広がり

この本のテーマであるCOPDは主に長期間にわたる喫煙から始まる肺の慢性呼吸器疾患であり、わが国の喫煙率は先進国の中では突出して高いといわれています。ここでは、フラミンガム研究と呼ばれる疫学研究を通して、有効な禁煙行動の広がりを考えたいと思います。

フラミンガム研究は米国で1948年に始められた有名な疫学研究です。第二次世界大戦後、心臓病が将来、大きな健康問題になることを予想して米国公衆衛生局の国立心臓研究所では、マサチューセッツ州にある人口2万8000人（当時）の小さな街であるフラミンガム市を選び、心臓病への影響を調べるために協力してくれる全住民に対し詳細な調査を開始しました。1900年頃のアメリカの食生活は野菜の比重が大きかったといわれます。その頃は心臓病による死亡率は20％程度でした。それが戦勝国になり、好景気を背景に脂肪を多量に含むこってりした食事に変わっていきます。さらに安い紙巻きタバコが大量生産されるようになりました。これらとともに増えてきたのが、心臓病による死亡率でした。

フラミンガム研究では同市の29歳から69歳の成人の3分の2が調査に応じ、さらに志願者も加えられて心臓病がない5127人が2年おきに調査されていきました。その後、最初の協力者の子どもたちも加わり、そのデータは膨大な数になりました。研究は約70年を経た現在でも進行中です。研究結果は、その時代ごとに論文として報告されてきました。調査の対象となった人たちの間で禁煙行動がどのように広まっていったかを示す論文が、2008年の『ニューイングランド・ジャーナル・オブ・メディシン』に発表されました。

この論文では、1971年から2003年までの間に調査対象となった1万2000人余りの人と人のつながりの中で、禁煙をすすめる行為がどのように広がっていったかを見ています。つながりはちょうど、さまざまな形で枝を次々に出していくような形になって広がっていきました。まるで複雑なくもの巣、あみだくじのようです。論文にはそのつながりを示す図の一部が示されており、近くに住み、一緒に働いている人間同士のつながりがどのように広がるかを示していま す。たぶん私たちの人間関係もこれに近い形で毎日、少しずつ拡大しているのではないでしょうか。

禁煙の広がり方という視点で見ると、30年間の人間のつながりの中で喫煙を続ける人は次第に図の端っこの方に移動するようになり、禁煙の意味をきちんと理解した人たちの意見が次から次へと影響を与え、広がり続ける様子を見ることができます。

また、禁煙をしようというきっかけになるアドバイスは、配偶者の影響がもっとも大きく67%でした（兄弟間は25%、友人間は36%、職場の同僚は34%）。友人の中でも教育水準が高く健康に与える影響を理解している人は禁煙をすすめてくれるが、そうでない場合には禁煙をすすめるようにははたらいていないというものでした。この結果は、健康を守ろうという意識が人々の間にどのように広まっていくか、どの人のアドバイスがいちばん大きいかを示す意味で、とても興味が持たれます。配偶者の役割がとても大きいこと、友人や同僚は意外と頼りにならないこと、持つべきは自分の健康管理にも関心が高い友人だということになるでしょう。

日本でも、禁煙運動という大げさなものを通さなくとも、自分の健康を守る、親しい人、愛する人の健康を守るという思いが少しずつ社会の中に広がり続けていくのだということを知って、うれしくなります。

●ゴール設定型の治療が良い

わが国では他国に例を見ないほどの速さで高齢化が進んでいます。高齢になっても元気で暮らしたいと望んでいても、病気になることは避けられません。慢性の病気の大多数が「加齢」という、人間である限り避けがたい身体の変化がもとになっているからです。慢性の病気の治療の目標とは何でしょうか。患者さんの立場に立てば薬が必要と言われたから受診しなければならない、薬は無制限には出してくれないので定期受診が必要、ということでしょうか。他方、診る側の医師たちはいったい何を目標として慢性病を診るべきか、これが実は簡単ではありません。

慢性の病気の治療で医師が持つべき原則は、問題点に優先順位を付けて治療にあたる「問題解決型」よりも、快適に生活できるという「ゴール設定型」が良いと言われています。慢性の病気では原因を究明して根底から治そうとするのではなく、困っていることを重点的に解決する方法が良いというわけです。特に高齢者では軽い病気の重なりが多いため、「ゴール設定型」が現実的です。

この人を少しでも快適な普通の生活に戻す、というような治療のゴールを決めることが大切なのです。その際、将来を予測し、今治療をきちんと行って、大きな病気でいずれ顔を出す可能性が高いものは先に手をうっておく、という考えで治療を続けるべきでしょう。今の生活を快適なものに変え、さらに、その先を読むという作戦を立てるのが実は非常に難しいのですが。

今困っていることが何で、それはいつからどのように悪化してきたか、その原因は何か。今どんな薬を使っているのか、これまでに経験してきた病気は何か、両親など家族に似た症状や経過の人はいないか。さらには一人で暮らしているのか、病気になって不自由になってきたら近くに面倒をみてくれる人はいるのかなど、慢性の病気の治療に必要な情報は極めて広い範囲に及びます。多彩な情報を総合して、さしあたり解決すべき問題点となるゴールを明確にしていく。それをはっきりさせるため診察し、検査を行い、さらに問題点を絞り込んでゆくことになりますが、これが診察という行為なのです。時間がかかる作業になるのです。

ちなみに「問題解決型」の治療法とは主に急性の病気の治療で行うもので、優先順位を決めて重点的に始める方式です。がんの患者さんの場合には、「問題解決型」と「ゴール設定型」の両方が考えられ、判断がさらに難しくなります。

地域で治療を受ける時代へ

わが国では1960～80年頃までは高度経済成長時代であり労働生産力が大きく、小さい社会保障費で対応ができました。

総人口は2004年にピークを迎えたあと、緩やかに減少していきます。75歳以上の人口は今後、2025年までは急速に増加しますが、2030年頃から急速には伸びなくなると予測されています。85歳以上の人口は、その後の10年程度は増加が続くと予測されています。

一人当たりの年間医療費を見ると、45～49歳では平均15万8千円ですが、高齢になるとともに増加し、80～84歳では84万4千円に達します。自己負担＋保険料の年間個人負担は若い年齢層では28万6千万円であるのに対し、後者では24万2千円と逆転しています（2013年度）。若い世代が高齢者世代を支えている形になっています。

高齢者の死亡場所は1975年を境に自宅での死亡から病院死に転じてきました。1951年には病院での死亡は9・1％に対し、在宅での死亡は82・5％でした。これが2013年は前者が75・6％に対し、後者は12・9％となり逆転しました。入院で寝込むと体力が低下し、自宅で療養できる人は3％に対し、できないと答える患者さんが24％に達しています。できないと答えた人の理由は、入浴や食事などの介護サービスや家族の協力が問題でした。

「地域包括ケアシステム」という新しい医療制度が進められています。住み慣れた地域で暮らす高齢者が安心して自立した日常生活を営むことができるように、必要な医療や介護を整えるシステムです。その中で地域の「かかりつけ医」は重要な役割を担います。ここでいう「かかりつけ医」とは、「なんでも相談できるうえ、最新の医療事情を熟知して、必要な時には専門医、専門医療機関を紹介でき、身近で頼りになる地域医療、保健、福祉を担う総合的な能力を有している医師」と定義されています。ここではいのちを延ばすことを最大の役割とみなした従来型の病院完結型医療から、住み慣れた自宅で快適な生活を重視した地域完結型医療への転換が求められています。わが国の医療は、従来、大学付属病院や地域の基幹病院で臨床に携わってきた医師が開業医となり、かかりつけ医となるのが通例でした。地域完結型医療の成否は、かかりつけ医が、それまでの病院完結型医療に携わった経験をどのように発揮できるかにかかっているといえます。

運動を楽しみにしていく

話を自宅での暮らし方にもどします。

運動は、安全に、しかも効果的に、なによりも楽しみとなるような方法でなければ長続きしません。これこそが、一人ひとりの考え方に深く関わっていることです。私は小学生の頃から運動が大の苦手で嫌いでした。駆け出しの医師の頃、一人の患者さんに運動をすすめたところ、先生はどうしているのですか、と逆に尋ねられ、以来、自分でできる運動はしなければならないと考えるようになりました。

カナダに留学している間は、プールで泳ぐのが趣味でした。外は極寒でも、街や大学の中に立派なプールがありました。今は、時間を見つけ、近くのスポーツ・ジムに通うことにしています。運動が嫌いな人が継続できるにはどうしたら良いか、自問自答しながらの運動です。以前、バレーボールの名監督であった松平康隆さんがCOPDで治療を受けるため通院しておられた時にも、「松平さん、しっかり運動は続けてくださいよ」と声を掛けていました。松平監督に運動をしなさいと言えるのは私ぐらいだろう、と苦笑しながら。実は、松平さんは気功に凝っておられました。奥様はさらに年期を積んでいるということでしたが、目の前で行っていただいた気功は、こんなに身体がなめらかに動くものなのか、と感心させられました。COPDには緩やかな動きの気功やヨガはとても向いています。

●自宅でけがをしないために

救急車で病院に運び込まれるような病気の悪化はもちろん怖いのですが、けがは在宅で起こるもっとも危険な出来事です。転んで大けがをすると、それまでの元気な生活は一転します。

高齢者が転倒する原因は大きく2つに分かれます。第1が身体に問題がある場合です。これに含まれる原因には次のようなものがあります。

・急にめまいや意識が遠くなるようなことがある。
・夜中に徘徊するようなことがある。
・脚の筋力が落ちてきた。
・視力の障害があり、足元がよく見えない。
・酔っ払って倒れた。
・薬のせいで足元がもつれる。

このうち、薬で転びやすくなるのが問題です。転びやすくなる薬の一つに、睡眠薬があります。高齢者では不眠を訴える人が多く、睡眠薬を処方してほしいという希望を聞くたびに危ない薬だから気をつけてほしいと注意しています。時間帯で特に転倒する事故が多いのが夜明けです。睡眠薬の効果がまだ切れておらず、ふらふらした状態でトイレに行って転倒し、骨折するのです。精神安定薬やかぜ薬も同じ理由で危ない薬に入っています。

第2は、身体の問題ではなく、環境となる住まいの構造に問題がある場合です。家の中で転んで大けがをすることがあります。
・フローリングの床表面が滑りやすくなっている場合。特に寒い季節に靴下を履いて行動する場合などです。物を運んでいて手がふさがっている場合が、よけいに危険です。
・逆に目の粗いカーペットで靴下がひっかかる場合があり、やはり転倒の原因となります。
・ほころびのあるカーペットに足がひっかかり、転倒して足を骨折した人を診たことがあります。
・固定していない障害物。飾りのつもりで置いた家具に触れ、転倒することがあります。
・家財道具の不備や欠陥。

脳梗塞で入院している患者さんから、家をリフォームして使いやすいようにしてから退院させてほしい、という希望を聞くことがしばしばあります。リフォームして使いやすくなったはずの自宅は、手すりをつけたり階段の段差を変えたりすることで多少は便利になるのですが、家財道具のでっぱりがあり、やはり不便さを残している場合がほとんどです。また、残念ながらリフォームした家に長く住み続けたという患者さんを、ほとんど見たことがありません。結局、リフォームした家に数か月しか住めなかったということが多いのです。病気になってからのリフォームではなく、なる前の段階でのリフォームが良さそうです。

その場合、照明の見直し（足元が暗くてよく見えず、転倒の原因となることがある）、段差の解消（戸口の踏み段などが危ない場所）も視野に入れていただきたい点です。

高齢になり慢性の病気を持ちながら、元気で暮らしている患者さんをたくさん診ています。慢性の病気が急に悪くなる「増悪」も怖いのですが、「増悪」は予防でき、早期の受診や治療で良くなる可能性が高いものです。より怖いのはけがで、一瞬にしてあなたの生活の全てを変えてしまう危険があります。住み慣れた自宅でのけがは、とても残念な出来事です。安全な生活となるよう工夫してほしいと思います。

● 転倒しやすくなる病気

病気のために転倒しやすくなると、大けがにつながります。以下に、転倒しやすくなる病気を記します。

① 脳に起こる病気：脳梗塞など脳血管の病気

認知症では他の病気が死亡原因となることが多く、認知症死という病名はありません。先に述べたように不眠症で睡眠薬を飲む高齢者が多いのですが、薬の作用が覚めきらないうちの転倒が多いことを忘れないでください。

② 感覚が鈍くなる病気：典型的には糖尿病が進み、足がしびれやすくなっている場合

呼吸器の病気でも、治療で使われる吸入薬の副作用で足がつりやすくなる場合があります。つった後も痛みが残る場合があります。聴力が低下して聴こえにくくなる場合、白内障などで足元が

見えにくくなっている場合、高齢で平衡感覚が低下して転びやすくなってきている場合も要注意です。

③循環器の病気

高齢者で多い病気に、起立性低血圧があります。立ち上がったとたんに頭がボーッとする患者さんを診ることがあります。急に立ち上がった時に血圧が急低下し、時には失神するような病気です。高血圧の薬が効き過ぎのことが多いのですが、服薬がない場合にも起こることがあり、治療に苦慮します。けがをしないようできるだけ注意してもらうことにしています。不整脈が急に起こり、時には失神するようなこともあります。

④筋肉や骨の病気

慢性の病気で歩かない生活を続けていると下肢の筋力が低下していきます。栄養状態が悪くなっているとこれに拍車をかけます。最近ではサルコペニアと呼ばれていますが、これは高齢者が転倒してけがをする大きな原因となっています。重症のＣＯＰＤの患者さんに私は毎日の歩行をすすめています。在宅酸素療法を行っている患者さんでは最低、１日に5千歩は歩いてくださいと説明しています。５千歩とは、ボンベを持ってゆっくりした歩行で2時間くらいかかります。とにかく歩いてください、食べてください、筋力をアップしましょう、と外来受診のたびにくどいほど説明することにしています。

肺炎を防ごう

わが国で１９５０年から約65年間の死因の調査をしたものが**図6-1**です。がんによる死亡が増え続けていますが、並行して増えてきているのが肺炎です。１９７０～８０年代にかけて肺炎による死亡数は年ごとに減りましたが、80年代の半ばからは増え続け、２０１１年にはついに死因の第3位になってしまいました。毎年、約12万人が肺炎で死亡していますが、その年齢分布を見たのが**図6-2**です。75歳以降で急に増え、さらに年をとるにつれ急速に増えています。高齢人口が急速に増え、それとともに肺炎による死亡数が増えています。

高齢者の肺炎

ウィリアム・オスラーは内科学の祖として尊敬されている人です。カナダ、米国、英国の３か国で近代の内科学を築いた医師として知られています。彼の主著、『医学の原理と実際』（１８９２年）は今でも医学、医療の基盤を示す古典の1つとして知られています。その初版で彼は、「肺炎は老人にとって最大の敵であり、医学の発展でこれを打ち負かさなければならない」と書いています。ところが１８９６年の第2版では、「肺炎は老人にとって安らかな死をもたらすクロロホルムである」と肺炎の治療を断念する書き方で終わっています。そして彼自身が亡く

図 6-1　日本における死因別に見た死亡率の年次推移

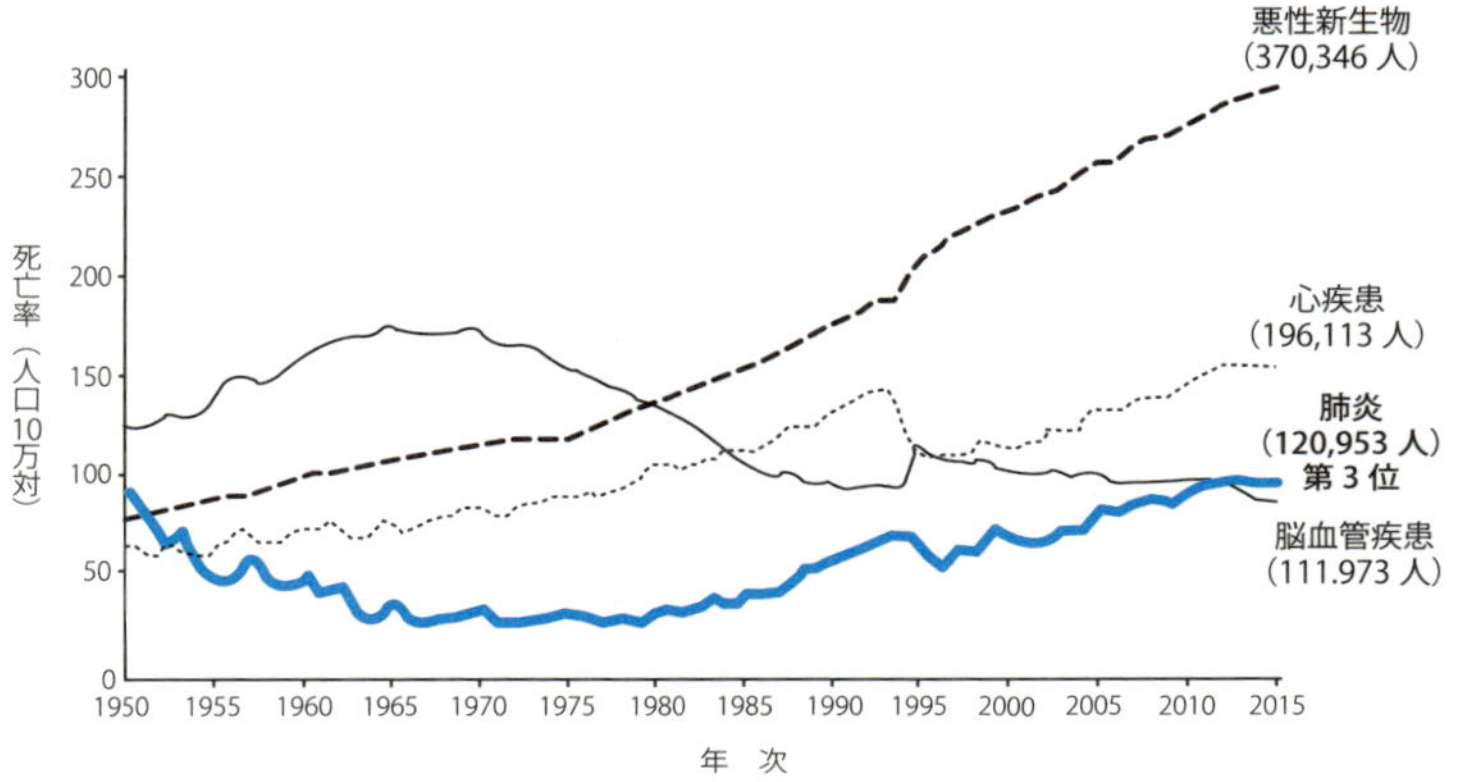

2015年 人口動態調査

図 6-2　肺炎の年齢別死亡率

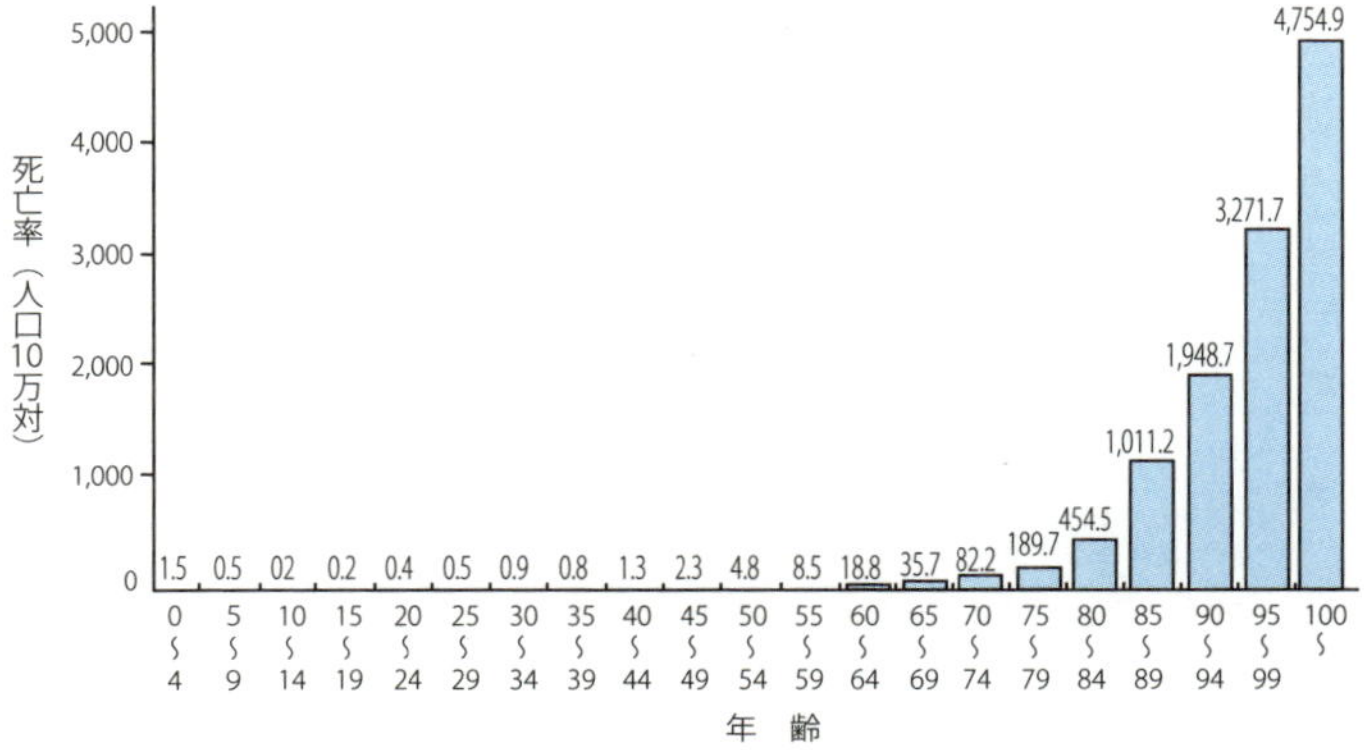

2015年 人口動態調査

なった原因も肺炎によるものでした。

それからおよそ100年が経ち、肺炎は抗生物質で治せる病気になりました。にもかかわらず、高齢者にとっては今でも肺炎こそが最大の敵である状況は変わらないのです。強い抗生物質で肺炎を起こす細菌を撲滅し、体の方は自分の回復力で元に戻ろうとします。ところが高齢者では栄養状態が悪くなり、免疫能が低下するため、自分の力で元に戻ることができなくなります。他方、細菌の方は次々に出てくる新しい抗生物質でも容易に撲滅できないような抵抗力をつけていくので、戦いを必ずしも有利に導くことができないのです。

高齢者に多い肺炎は、3つのタイプに分けられます。その1つが、「市中肺炎」と呼ばれているもので、元気に自宅で暮らしている高齢者がかぜをこじらせ肺炎になる場合です。2つ目は、がんや心臓病など重い病気で入院している高齢者が入院中に肺炎を併発する場合で、「院内肺炎」と呼ばれています。3つ目は、食事をする時によくむせて誤嚥《ごえん》する患者さんにみられる「誤嚥性肺炎」です。食事のカスだけではなく、気管支の内面に菌が繁殖し、これが次第に上流から下流に広がっていくように肺炎が広がっていきます。予防には上流をきれいに保つことが必要で、下流に広がった肺炎は、院内肺炎と同じ理屈で悪化していきます。

食事をしたあと、いつも口の中をきれいに保つことは、「口腔ケア」と呼ばれ、肺炎予防でもっとも大切なことです。虫歯の治療も口腔ケアでは大切な事柄です。

肺炎予防のワクチン

市中肺炎を起こす細菌の3割以上は肺炎球菌という菌です。不思議なことに、この比率はオスラーの頃と比べても減っても増えてもいないのです。

肺炎球菌には約90種以上が知られています。そのうちの頻度の高い23種に対するワクチンが、肺炎球菌のワクチンと呼ばれているものです。今では多くの自治体が65歳以降の5歳刻みで費用の一部を補助してくれるシステムとなっています。高齢者が肺炎にかかると医療保険から多額の費用を出さなければなりませんが、肺炎ワクチン接種にかかる費用の一部を補助するならば安上がりと考えるからです。元気な人では1回だけの接種でよいのですが、初回から5年経た希望者が自分の判断で再度、接種を受けていいことになっています。以前は厚生労働省の思い違いで再接種が禁止されていたのが、認められたということです。

最近、13種をカバーする新しいワクチンの接種ができるようになりました。通常は、23種を接種した翌年に13種の接種を行い、免疫能を高めるようにします。

在宅呼吸ケアの展望

医学の進歩は急速で、難問を皆で知恵を出し合って次々に解決していける時代になりました。

ＣＯＰＤの治療は大幅に変わる可能性があります。在宅での医療にも新しい治療法が持ち込まれる日は必ず来ることでしょう。最近の科学雑誌『ネイチャー』には、下肢の筋力が低下して寝たきりになった人に新しい薬を投与して、運動をした状態と同じ効果を得られる可能性を紹介した記事が出ています。在宅酸素療法がそうであったように、患者さん方の強い願いこそが新しい医療を可能にしてくれるのです。

希望を持ちましょう。諦めてはなりません。

本章のエッセンス

・COPDは長い経過をたどる病気です。その間に患者さんを取り巻く環境は変化することが多いものです。

・担当医もその間に転々と替わるのが通例ですが、自分の健康、いのちは自分で守るという意識をつねに持ち続けることが大切です。

・メディアによる多彩な医学情報が氾濫する時代になっています。正しい情報を入手して、賢い患者になりましょう。

エピローグ

呼吸器の病気について、ヨーロッパで国際的な呼吸器の学会を統括して啓発活動を続けている団体があります。FIRS（Forum of International Respiratory Societies）というこの団体が、わが国の呼吸器医だけでなく広く一般の人たちにインターネットで、全世界で10万人の署名活動への参加を呼び掛けています（2017年6月8日、日本呼吸器学会からの配信）。その呼びかけの文書では、世界の誰もが、クリーンな空気を吸い、健康な肺を維持する権利を持っているとして次のような事実を伝えています。

世界で6500万人を超える人々がCOPDで苦しんでおり、毎年300万人が亡くなっています。これは世界の主要な死亡原因の第3位にあたり、さらに増え続けています。

約3億3400万人が喘息で苦しんでおり、小児の慢性病の中ではいちばん頻度が高く、世界の小児の14％に相当し、さらに増え続けています。

今、世界でもっとも頻度の高いがんは肺がんであり、これにより毎年、160万人が亡くなり、これも増え続けています。

肺炎は小児と成人の両方で、死亡と罹患のトップ3の原因となっています。

2015年には、1040万人が結核にかかり、140万人が亡くなっています。

少なくとも20億人が屋内で有毒な煙にさらされており、10億人が汚染された大気を吸っており、10億人がタバコの煙にさらされています。

他の慢性の呼吸器病のため、毎年、400万人が若年で亡くなっています。

世界中に呼びかける理由は次のようなことです。呼吸器の病気のほとんどが空気を清浄にすることにより予防が可能です。空気が汚れる原因は、タバコの煙、屋内および屋外の大気汚染、細菌、有毒な粒子、煤煙《ばいえん》、アレルゲンを含んだ空気です。大切な最初の一歩は、タバコの消費を減らすこと、特に職場での不健康な空気をコントロールすること、予防接種を行うようにすすめること、これがFIRSの運動の目的であり、賛同し、署名してほしいと呼びかけています。

私たちは、受動喫煙被害を防ぐための法律が厚生労働省から提案されたにもかかわらず、袋だたきに近い反対を受け、実施が難しくなったことを知っています（2017年7月現在)。どうしてこのようなわかりきったことに賛同してくれないのか、私たち呼吸器医は、腹だたしいというより情けないという失望感でいっぱいです。

COPDの予防法と最も効果的な治療の将来を考えてみると、それぞれの立場での役割があります。

基礎医学の研究者には、病気が起こり進行していくメカニズムを正確に解明してほしい。

COPDは大きく2つの病型として、肺気腫型と気道病変型に分かれます。息切れや咳、痰はどちらにも共通しています。肺の構造をブドウの房にたとえると前者は実の部分が障害され、後者は、茎の部分の障害です。肺を構成する細胞の種類は40種以上もあるといわれます。人間の体には障害が加わるとそれを治していこうとする治癒能力が備わっていますが、どこが障害されると治癒能力があっても元の構造に戻ることができないのかについて、かつて私は、ラットを使い実験をしていたことがあります。ラットでは左の肺だけを摘出すると、右の肺が大きくなるだけでなく正常な肺胞の数も増えることがわかりました。失われた肺胞が再生するのですが、この現象は幼い年齢にのみ見られる現象で、成熟してからは見られません。同じ現象はヒトでも見られることが観察されています。ｉＰＳ細胞を使った肺の再生の研究を進めてほしいと思います。

臨床医には、ＣＯＰＤの早期発見と早期の治療開始が求められています。早期であればあるほど薬も不要で、安上がりの治療法になります。患者さんが受診するきっかけは２つあります。１つはかぜが治らない、咳が止まらないという症状で受診する場合。もう１つは、高血圧や糖尿病など他の病気で治療している患者さんで、すでにＣＯＰＤもあるのに気づかない場合です。タバコがＣＯＰＤの主な原因であることがわかっていますが、全ての患者さんに今吸っているか、過去に吸ったことがあるかを尋ねるだけでも発見の機会が増えるといわれます。このことは医師だけでなく看護師にも協力を求めたいと思います。踏み込んでいえば、慢性病の全てがそうであるように多彩な組み合わせ、多様な生活環境、人生観があることを、一人ひとり把握しながら治療を進める技術力を向上させていく必要があります。これは、全ての医療従事者の努力義務といえるものでしょう。

新しく、しかも今よりももっと効果的な薬の開発を製薬会社には求めたいものです。現在、ＣＯＰＤで使われている薬の大部分は吸入薬です。吸入薬は薬の量は少なく、しかも肺に直接、送り込むことができるという点で便利です。ところが薬が入っている容器（デバイスと呼ばれています）が会社ごとに違っており、吸い方も違っています。ＣＯＰＤの患者さんは高齢者が多いのに高齢者に優しくなっていない点が問題です。

新薬が多く、新しい薬はどれも高額であるという点も問題です。他の経口薬は、特許が切れると値段の安い後発品が多種にわたり出るので患者さんには大助かりですが、吸入薬は薬だけでなく、同じような効果が得られるデバイスを新たに作り出さなければならないという制約があり、後発品を出しにくくなっています。さらに今の薬はとりあえず息切れを楽にする作用がほとんどで、ＣＯＰＤの病気の進行を抑える薬にはなっていないことが問題です。

米国では、伝統的に〝患者さんを中心とした医療（patients centered）〟という考え方があります。これは自分のことは自分で決めるという西部開拓時代からの伝統といえるものです。また、米国からスタートしてわが国に伝わってきたものに、十分な説明に基づく同意（informed consent）があります。形だけが伝えられ、本来的な目標が形骸化してきつつあるのではないかと心配します。説明を受けて同意するには、自分の病気や自分のいのちの終末は自分自身で決めるのだという強い決心がなければなりません。

さらにいえば、禁煙を遵守し、薬を間違いなく使い、忘れないようにする、運動の必要性や、栄養指導の大切さを認識し、完全とはいえないまでも自分で実行できなければなりません。

本書はＣＯＰＤの患者さん、そのご家族、さらには医療者へ向けたメッセージです。さまざまな問題点を乗り越えて、今の時代の患者さんが苦しんでいる状態は必ず改善されていくという希望を私は持ち続けています。

あとがき

医師と患者さんは病気の治療という目的を共有しながら、互いにその距離が埋められず互いに当惑し続けています。１９９９年に日本呼吸器障害者情報センターを立ち上げられた故遠山雄二さんはそのことを憂慮しておられ、お会いするたびに厳しい意見をいただいたことを思い出します。遠山さんは、ご自身が重いＣＯＰＤで在宅酸素療法を行っていました。そして、未だ遠山さんが望まれた状況までには改善されていません。

本書は、私が日本呼吸器障害者情報センターから発行されている『J-Breath』紙に約3年間にわたり連載した原稿を元に再構築したものです。この連載で求められたのは、私が提唱した「包括的呼吸リハビリテーション」をわかりやすく解説することでした。そして、私が書き進めていくなかで、それまで私が漠然と考えていた多くのことが、自分自身の中で明確になってきました。私の拙い経験の一部でも多くの患者さんに伝われば、という思いで書きあげました。

株式会社法研の横田昌弘氏、有限会社じてん社の平舘玲子さんには出版にあたりご尽力いただきました。原稿の整頓、図表の作成では秘書、星澄子さんにたいへんお世話になりました。こころから感謝申し上げます。

平成29年8月　　　　木田　厚瑞

【著者略歴】

木田 厚瑞（きだ・こうずい）

1945年石川県生まれ。1970年金沢大学医学部卒。1975年同大学院医学研究科を修了し、東京都老人医療センター（現、東京都健康長寿医療センター）呼吸器科に勤務。1977～80年、カナダ、マニトバ大学病理学教室講師、1994年東京都老人医療センター呼吸器科部長。2003年日本医科大学呼吸器内科教授、日本医科大学呼吸ケアクリニック所長。2011年より日本医科大学特任教授（呼吸器病学）、日本医科大学呼吸ケアクリニック所長。主な一般向け著書として『肺の話』（岩波新書 1998）、『息切れを克服しよう：患者さんのための包括的呼吸リハビリテーション』（メディカルレビュー社、2002）、『知られざる肺の病気 COPD』（講談社 2003）、『肺の生活習慣病 (COPD)』（中公新書 2008）、『よくわかる最新医学：COPD 慢性閉塞性肺疾患』（主婦の友社 2013）ほか。ラジオ、テレビ出演多数。米国ベストドクターズ社選出医師。

息切れで悩むCOPD
酸素療法と呼吸リハビリのすべて

平成 29 年 9 月 26 日　第 1 刷発行

著　　者　木田 厚瑞
発 行 者　東島 俊一
発 行 所　株式会社 法 研
東京都中央区銀座 1-10-1（〒104-8104）
販売 03(3562)7671 ／編集 03(3562)7674
http://www.sociohealth.co.jp

印刷・製本　研友社印刷株式会社　0102

SOCIO HEALTH
小社は（株）法研を核に「SOCIO HEALTH GROUP」を構成し、相互のネットワークにより、" 社会保障及び健康に関する情報の社会的価値創造 " を事業領域としています。その一環としての小社の出版事業にご注目ください。

ISBN978-4-86513-405-6 C0077 定価はカバーに表示してあります。